常见病家庭防治法系列丛书

糖尿病

家庭防治法

—— 郭力　郭俊杰　主编 ——

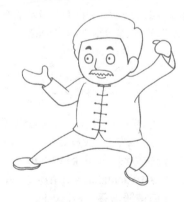

中国中医药出版社
·北京·

图书在版编目（CIP）数据

糖尿病家庭防治法／郭力，郭俊杰主编．—北京：中国中医药出版社，2015.9

（常见病家庭防治法系列丛书）

ISBN 978-7-5132-2691-2

Ⅰ．①糖… Ⅱ．①郭… ②郭… Ⅲ．①糖尿病－防治 Ⅳ．① R587.1

中国版本图书馆 CIP 数据核字（2015）第 167427 号

中 国 中 医 药 出 版 社 出 版

北京市朝阳区北三环东路 28 号易亨大厦 16 层

邮政编码 100013

传真 010 64405750

廊坊成基印刷有限公司印刷

各地新华书店经销

*

开本 880×1230 1/32 印张 7.25 字数 174 千字

2015 年 9 月第 1 版 2015 年 9 月第 1 次印刷

书 号 ISBN 978-7-5132-2691 2

*

定价 25.00 元

网址 www.cptcm.com

如有印装质量问题请与本社出版部调换

版权专有 侵权必究

社长热线 010 64405720

购书热线 010 64065415 010 64065413

微信服务号 zgzyycbs

书店网址 csln.net/qksd/

官方微博 http://e.weibo.com/cptcm

淘宝天猫网址 http://zgzyycbs.tmall.com

《糖尿病家庭防治法》编委会

主　编　　郭　力　　郭俊杰

编　委　　尹　萍　　毛智慧　　王立国　　田海洋　　白雅君
　　　　　刘静茹　　孙　茜　　朱　江　　宋　苗　　张　宁
　　　　　李秀芳　　李慧敏　　姚成宇　　郭　晶　　高秀宏

内容提要

本书从认识糖尿病开始，详细介绍了糖尿病的急性并发症、慢性并发症、饮食疗法、运动疗法、药物疗法、中医外治疗法、其他疗法及糖尿病的预防与监测等内容。

本书实用性强，适合糖尿病患者及其家属阅读，也可供医护人员参考使用。

温馨提示

本书中为您提供的方法仅供参考，临床上可根据患者的实际情况，在专业医生的指导下灵活辨证施用。

前言

　　《常见病家庭防治法系列丛书》倡导"三分治，七分养"的健康理念，是为完善广大民众的健康知识储备，提升患者的生命质量，更好地配合医生进行治疗而编写的。《常见病家庭防治法系列丛书》汇聚各种常见病、多发病的家庭防治方法，目前先出版《糖尿病家庭防治法》《高血压家庭防治法》《高脂血症家庭防治法》《颈椎病家庭防治法》《脂肪肝家庭防治法》，今后将根据读者的需求陆续推出其他子书，敬请读者期待。

　　本系列图书的作者及编委会成员均是国内相关领域的专家，内容涵盖了糖尿病、高血压、高脂血症、颈椎病、脂肪肝等常见病的发生原因、预防保健、诊断和治疗等方面的知识，较全面地介绍了这些疾病的家庭防治法，对相关问题进行了深入浅出的解答，图文并茂，形象直观，实用性强。

　　《常见病家庭防治法系列丛书》适合所有相关疾病患者及家属阅读使用，也可供基层医务人员作为参考用书使用。

郭　力

2015年3月

编写说明

随着人们生活水平的提高，近年来，糖尿病患者急剧增加，糖尿病在我国已经成为继心血管疾病和癌症之后的第三大致死疾病，我国目前已经成为全球糖尿病第二大国，糖尿病已成为严重危害广大群众健康的疾病。

糖尿病是常见的内分泌代谢疾病，是由于胰腺产生和释放的胰岛素绝对或相对不足，或者是胰岛素本身问题及其他原因引起糖、脂肪、蛋白质、水及电解质代谢紊乱的一种综合病症。饮食习惯及生活方式对糖尿病发病有重要影响，人们饮食结构的改变，加上竞争激烈、心理失衡、运动不足等原因，导致糖尿病的发病率迅速上升，为了宣传普及对糖尿病的防病治病意识，我们编写了这本《糖尿病家庭防治法》。

本书从认识糖尿病开始，详细介绍了糖尿病的急性并发症、慢性并发症、饮食疗法（如降糖药粥、降糖菜谱、降糖靓汤、降糖药茶）、运动疗法（如步行、慢跑、爬楼梯、爬山、游泳）、药物疗法（如中药、西药）、中医外治疗法（如手部按摩、头部按摩、足部按摩、拔罐、刮痧、艾灸、足浴疗法等）、其他疗法（如起居疗法、心理疗法、音乐疗法）及糖尿病的预防与监测等内容。相信本书能够提高读者对糖尿病的认知水平，从而有效地预防和控制糖尿病，提高患者的生活质量。

本书实用性强，适合广大糖尿病患者及其家属阅读，也可供医护人员参考使用。

由于编写时间仓促及编写经验和学识有限，尽管编者尽心尽力，书中难免出现不足之处，恳请广大读者与专家提出宝贵意见，以便再版时修订提高。

编　者
2015年1月

目 录

第一章
认识糖尿病

第二章
糖尿病的急性并发症

第三章
糖尿病的慢性并发症

第六章
药物疗法

第七章
中医外治疗法

第八章
其他疗法

第九章
预防与监测

第一章
认识糖尿病

一、胰腺的功能与作用

　　胰腺中有分泌激素的细胞群，看上去就像个小岛一样，于是发现者将它命名为胰岛。胰岛有分泌胰岛素的 β 细胞和分泌胰高血糖素的 α 细胞，其中 β 细胞数量占绝大多数。

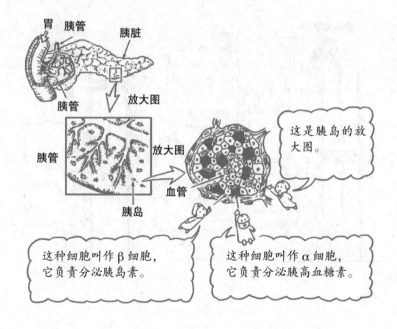

这是胰岛的放大图。

这种细胞叫作 β 细胞，它负责分泌胰岛素。

这种细胞叫作 α 细胞，它负责分泌胰高血糖素。

二、胰岛素和胰高血糖素与糖尿病的关系

　　我们平时吃的食物，如米饭、面包、水果等，在体内消化之后

就会形成"糖类"。这些"糖类"溶解于血液中，随着血液循环送往身体各处，被人体利用。

胰腺中分布着无数的胰岛，分别产生胰岛素和胰高血糖素。胰岛素可以大量利用糖类来产生热量，具有降低血糖的作用；而胰高血糖素的作用正相反，它的作用是使血糖升高。在健康人的体内，通过这两种激素的分泌来保证体内血糖值的稳定。

但是当胰岛素的量减少，无法充分发挥作用时，糖类就会残留在血液中而使血糖值大量上升。因而人体也因为糖类无法蓄积当成热量来被加以利用。

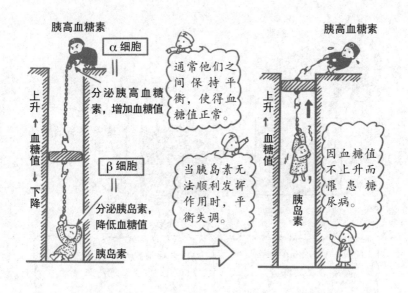

三、什么是糖尿病

糖尿病是由于胰腺产生和释放的胰岛素绝对或相对不足，或者是胰岛素本身问题及其他原因引起糖、脂肪、蛋白质、水及电解质代谢紊乱的一种综合病症。主要表现为易饥、多食、多饮、多尿伴体重下降，化验检查血糖值升高并出现尿糖。实际上并不是糖尿病患者的尿中都有糖，尿中有糖也不一定都是糖尿病，关键是血糖是否升高到一定水平。

糖尿病是一种慢性代谢性疾病，中医将糖尿病归属为"消渴病"的范畴。其病因与先天禀赋不足、饮食失节、情志失调、肾精亏损等因素有关。阴虚燥热为其主要病机，主要涉及肺、脾、肾三脏，代谢紊乱是消渴病的物质基础。

糖尿病是一个复杂的、非传染性、慢性疾病，如何治疗及控制血糖是一个长期的、持久的任务。多数糖尿病患者对糖尿病的知识了解得非常少，导致糖尿病的控制长期处于非常不理想的状态，久而久之，导致了多种严重的慢性并发症的发生。因此，正确认识糖尿病，采取有效的控制和监测措施是非常重要的。

四、糖尿病的病因

关于糖尿病的病因到目前为止也没完全搞清楚，但大量研究表明，糖尿病的发生是多因素的，主要由于遗传因素和环境中的诸多因素相互作用而引起的。其中遗传因素是内因，是疾病的基础。环境因素是外因，是疾病发生的条件，外因通过内因来起作用。对于1型糖尿病和2型糖尿病都是如此。

◆ 遗传因素

糖尿病是有遗传性的，遗传的并不是糖尿病本身，而是容易得糖尿病的基因。例如，1型糖尿病遗传的主要是使胰岛容易遭受病毒侵犯，并发生自身免疫性破坏的基因。对于2型糖尿病，一般认为是一种多基因的遗传，遗传的是胰岛素分泌能力比较差，又容易发生肥胖，进而引起胰岛素分泌不足并伴有胰岛素抵抗的基因。糖尿病患者的子女肯定比非糖尿病者的子女容易得糖尿病。如果父母双亲都是糖尿病患者，那么子女得糖尿病的机会更大。国外资料表明，糖尿病患者中有糖尿病家族史者高达 $1/4 \sim 1/2$，是非糖尿病者的 $4 \sim 10$ 倍。研究发现，糖尿病患者的一级亲属中（包括父母、子女和兄弟姐妹），糖尿病患病率比非糖尿病者高 17 倍。

◆ 环境因素

如果仅有遗传倾向这种先天的因素，还不至于得糖尿病，还需要有后天的因素，或者说环境因素，这就是得糖尿病的第二个因素。由于目前遗传基因的改变还有一定困难，所以环境因素对防治糖尿病来说也是更值得注意的因素。诱发糖尿病的环境因素包括热能摄取太多、活动量下降、肥胖、吸烟以及心理压力过大等，在遗传与环境这两种因素长期、共同作用下，就可使人患糖尿病。

五、糖尿病现代医学分型

世界卫生组织（WHO）将糖尿病分为四大类型，即 1 型糖尿病、2 型糖尿病、其他特殊类型糖尿病及妊娠糖尿病。

◆ 1 型糖尿病

1 型糖尿病是胰岛素依赖型糖尿病，是因胰岛素的绝对缺乏而导致的。1 型糖尿病可发生在任何年龄，但多见于青少年。1 型糖尿病多数患者起病急，"三多一少"症状较为明显，具有容易发生酮症酸中毒的倾向，如果确诊为 1 型糖尿病，就必须每日注射胰岛素进行治疗。

目前的医疗水平无法彻底治愈 1 型糖尿病，患者需要长期注射胰岛素。

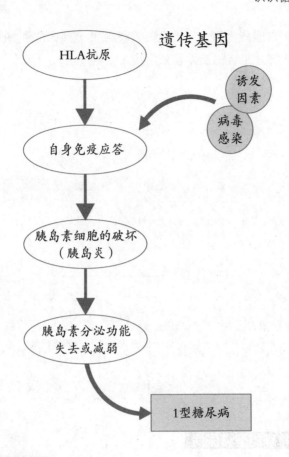

◆ 2型糖尿病

2型糖尿病又称为非胰岛素依赖型糖尿病。占糖尿病患者人群的比例最大，危害也最大。发病最为隐秘，通常可以发生于任何年龄，但一般在40岁以上多见，而且大多在55岁以后发病。大多数患者不知道自己得病，因2型糖尿病起病缓慢，临床症状较轻或没有任何症状，体型肥胖，无明显诱因下无酮症酸中毒倾向。有的患者只觉得不明原因的疲倦或不适感，而不一定有"三多一少"的症状。

2型糖尿病的治疗方法包括饮食控制、运动及药物治疗。早期饮食控制、口服药物有效，但是随着胰岛 β 细胞功能的衰竭，到疾病的晚期，部分患者仍然需要采用胰岛素治疗。

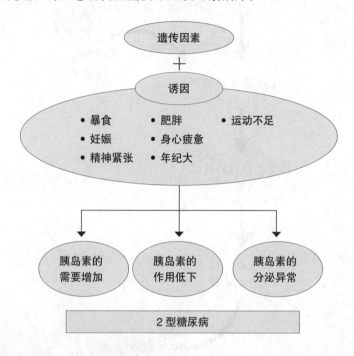

遗传因素

＋

诱因

- 暴食　　　● 肥胖　　　● 运动不足
- 妊娠　　　● 身心疲惫
- 精神紧张　● 年纪大

胰岛素的
需要增加

胰岛素的
作用低下

胰岛素的
分泌异常

2 型糖尿病

◆ 其他特殊类型糖尿病

特殊类型糖尿病是指由于已知的原发病所致的慢性高血糖状态。糖尿病是这些原发疾病的一种并发症，主要包括胰腺疾病或胰腺切除引起的胰源性糖尿病、内分泌性糖尿病、药物及化学性糖尿病、胰岛素或胰岛素受体异常遗传综合征等所引起的糖尿病。一些疾病如甲状腺疾病、肾上腺疾病都易并发糖尿病。进行激素治疗的一些药物，如肾上腺糖皮质激素、利尿剂、口服避孕药等也会引发糖耐量异常，发生糖尿病。

◆ **妊娠糖尿病**

1979 年，世界卫生组织（WHO）将妊娠糖尿病列为糖尿病的一个独立类型。妊娠糖尿病分两种：①妊娠前已患有糖尿病，称糖尿病合并妊娠；②妊娠前糖代谢正常或有潜在糖耐量减退，妊娠期才出现糖尿病，又称为妊娠期糖尿病（GDM）。糖尿病孕妇中 GDM ＞ 80%，糖尿病合并妊娠者 ＜ 20%。GDM 患者糖代谢多数于产后能恢复正常，但将来患 2 型糖尿病机会增加。糖尿病孕妇的临床经过复杂，对母儿均有较大危害，必须引起重视。

妊娠糖尿病的临床表现有多饮、多食、多尿症状，或外阴阴道假丝酵母菌感染反复发作，孕妇体重 ＞ 90 千克，本次妊娠并发羊水过多或巨大胎儿。

建议在妊娠 24～28 周进行 GDM 筛查，50 克葡萄糖粉溶于 200 毫升水中，5 分钟内服完，其后 1 小时血糖值 ≥ 7.8 毫摩尔／升为糖筛查阳性，应检查空腹血糖，空腹血糖异常可诊断为糖尿病，空腹血糖正常者再行葡萄糖耐量试验（OGTT）。

妊娠合并糖尿病对母儿的影响及影响程度取决于糖尿病病情及血糖控制水平。病情较重或血糖控制不良者，对母儿影响极大，母儿发生近、远期并发症的可能性仍较高。妊娠合并糖尿病，有巨大胎儿、胎盘功能不良、胎位异常或其他产科指征者，应行剖宫产。对糖尿病病程 ＞ 10 年，伴有视网膜病变及肾功能损害、重度子痫前期、有死胎史的孕妇，应放宽剖宫产指征。

六、糖尿病中医辨证分型

糖尿病的中医辨证分型方法很多，有按"三消"辨证分为上消、中消、下消三型者；有按八纲辨证分为阴虚型、阳虚型、阴阳两虚型者；有按脏腑辨证分为肺胃燥热型、肺肾阴虚型、脾气虚型、脾阴不足型、肾阴虚型、肾气虚型、肝阴不足型、肝阳上扰型、胃阴不足型、肝肾阴虚型等；有按气血津液辨证分为气虚型、气阴两虚型、血瘀型、气滞血瘀型、气虚血瘀型、湿热型、痰湿型等。

　　《中医病证诊断疗效标准》中，对糖尿病的辨证分型做了以下分类，比较接近临床实际情况，为目前临床所通用，其内容如下：

◆ 燥热伤肺型

　　烦渴多饮，口干咽燥，多食易饥，小便量多，大便干结。舌质红，苔薄黄，脉数。

◆ 胃燥津伤型

　　消谷善饥，大便秘结，口干欲饮，形体消瘦。舌红苔黄，脉滑有力。

◆ 肾阴亏虚型

　　尿频量多，浑如脂膏，头晕目眩，耳鸣，视物模糊，口干唇燥，失眠心烦。舌红无苔，脉细弦数。

◆ 阴阳两虚型

　　尿频，饮一溲一，色混如膏。面色黧黑，耳轮枯焦，腰膝酸软，消瘦显著，阳痿或月经不调，畏寒面浮。舌淡，苔白，脉沉细无力。

◆ 阴虚阳浮型

　　尿频量多，烦渴面红，头痛恶心，口有异味，形瘦骨立，唇红口干，呼吸深快；或神昏迷蒙，四肢厥冷。舌质红绛，苔灰或焦黑，脉微数疾。

七、1型糖尿病与2型糖尿病的区别

◆ 年龄

1型糖尿病患者大多在40岁以下发病，20岁以下的青少年及儿童绝大多数为1型糖尿病，仅极少数例外；而2型糖尿病大多数为40岁以上的中老年人，50岁以上的人患1型糖尿病很少。总之，年龄越小，患1型糖尿病的可能性越大；年龄越大，越容易是2型糖尿病。

◆ 起病时的体重

患者发生糖尿病时明显超重或肥胖者大多数为2型糖尿病，肥胖越明显，越易患2型糖尿病；1型糖尿病患者在起病前体重大多数正常或稍偏低。无论是1型还是2型糖尿病，在发病之后体重均可有不同程度降低，而1型糖尿病往往有明显消瘦。

◆ 临床症状

1型糖尿病患者均有明显的临床症状，如多饮、多尿、多食等，即"三多"，而2型糖尿病常无典型的"三多"症状。甚至大多数的2型糖尿病患者因临床症状不明显，常常难以确定何时发病，有的只是在检查血糖后才知道自己患了糖尿病，而1型糖尿病患者由于临床症状比较突出，常能确切地指出自己的发病时间。

◆ 临床治疗

1型糖尿病只有注射胰岛素才可控制高血糖，稳定病情，口服降糖药一般无效。2型糖尿病通过合理的饮食控制和适当的口服降糖药治疗，便可获得一定的效果，当然当口服降糖药治疗失败、胰岛β细胞功能趋于衰竭或出现严重的急慢性并发症时，也是胰岛素的适应证。

糖尿病
家庭防治法

◆ 急、慢性并发症

1 型糖尿病与 2 型糖尿病均可发生各种急慢性并发症，但在并发症的类型上有些差别。就急性并发症而言，1 型糖尿病容易发生酮症酸中毒，2 型糖尿病较少发生酮症酸中毒，但年龄较大者易发生非酮症高渗性昏迷。就慢性并发症而言，1 型糖尿病容易并发眼底视网膜病变、肾脏病变和神经病变，发生心、脑、肾或肢体血管动脉硬化性病变则不多见，而 2 型糖尿病除可发生与 1 型糖尿病相同的眼底视网膜病变、肾脏病变和神经病变外，心、脑、肾血管动脉硬化性病变的发生率较高，合并高血压也十分常见。因此，2 型糖尿病患者发生冠心病及脑血管意外的机会远远超过 1 型糖尿病患者，这是一个十分明显的不同点。

八、糖尿病的典型症状

除 1 型糖尿病多在 15 岁前起病外，糖尿病典型的自觉症状是"三多一少"，即多饮、多食、多尿及体重减轻。原发性 2 型糖尿病一般在疾病发展到中晚期后，临床上才出现下列轻重不等的典型症状。

◆ 多尿

糖尿病患者因体内血糖过高，不能被充分利用就要排出。糖尿病患者每昼夜的尿量可达 3000 ~ 4000 毫升，最多时可达 10000 毫升以上。此外，排尿的次数也增多，有的患者每日排尿次数可达 20 多次。血糖越高，排出的尿糖越多，尿量也越多。

◆ 多饮

由于多尿、水分过多地丢失，发生口渴，只好以饮水来补充，饮水量和饮水次数都增多。因此，排尿越多，饮水也越多。

◆ 多食

由于尿中丢糖过多，人体处于半饥饿状态，能量缺乏引起食欲亢进，老有吃不饱的感觉，甚至每天吃五六次饭，主食达 1 ~ 1.5千克，副食也比正常人明显增多，还不能满足食欲。食量增加了，血糖也随之升高，尿糖也增多，如此反复。

◆ 体重减轻

由于机体不能充分利用葡萄糖，使脂肪和蛋白质分解加速，消耗过多，出现体重减轻。严重者体重可下降数十斤，以致疲乏无力，精神不振。同样，病程时间越长，血糖越高，病情越重，消瘦也就越明显。

糖尿病的典型症状虽然是"三多一少"，但在临床上，并不是所有的患者都如此。有一些患者并不具备典型症状，往往是在做了化验检查后才被诊断出来；还有一部分患者不是无症状，只是忽视而已，自以为多食是身体健康的表现。有的患者以多饮、多尿为主，有的以体重减轻、乏力为主，有的以急性或慢性并发症为首发症状，通过进一步的检查才发现患了糖尿病，甚至有的患者直到发生酮症酸中毒、高渗性昏迷时才被确诊。

九、糖尿病的危害

糖尿病的危害性是很大的，过高的葡萄糖可循着血液流向全身各个角落，所以，如果糖尿病未能得以很好控制，则有可能产生许多并发症，继而影响全身组织器官，甚至连头发、指甲也难免受累。

俗话说"糖尿病不可怕，可怕的是糖尿病的并发症"，糖尿病的危害主要表现为各种并发症，这些并发症可分为急性与慢性两类。

急性并发症又有两种，一种是由糖尿病本身引起的或在进行降糖治疗过程中发生的，如糖尿病酮症酸中毒和糖尿病非酮症高渗性昏迷及低血糖反应和乳酸酸中毒等；另一种是与糖尿病密切相关的，当对糖尿病控制不好时更容易发生，但又并不是由糖尿病直接引起的，如并发各种感染、结核病等。

以下反映了糖尿病对人类生活质量的严重影响以及人类为治疗和控制糖尿病所需付出的代价：

（1）死亡率增加 2～3 倍。

（2）心脏病或中风者增加 2～3 倍。

（3）失明者比一般人多 10 倍。

（4）坏疽和截肢的几率约比一般人多 20 倍。

（5）是引发可致命的肾脏病的第二个主要原因。

（6）易导致其他慢性损害（如神经病变、感染和性功能障碍等）。

（7）与年龄相当的正常人相比，住院人数增加 2 倍。

（8）直接用于医疗方面的花费包括时间、药物、康复、护理和其他的服务性工作以及物资需求会大大增加。

慢性并发症也有两种，一种是微血管病变，是因为长期血糖过高所致，如糖尿病肾小球硬化、糖尿病视网膜病变、糖尿病神经病变等；另一种是大血管病变，与糖尿病关系密切，常常同时发生在同一患者身上，但其因果关系目前还不清楚，如冠心病、高血压病、高脂血症、动脉硬化等。

有些病变可能由多种因素所致，如糖尿病足与下肢血管、微血管、神经病变以及感染等因素均有关系。糖尿病引起的心脏损害可能与同时发生的冠心病有关，也可能与糖尿病的微血管病变和心脏自主神经病变有关。

总之，糖尿病的危害是严重的，所以要力争"三早"，即早发现、早诊断、早治疗，严格控制，以预防各种并发症的发生和发展，降低死亡率，延长寿命，提高生活质量。

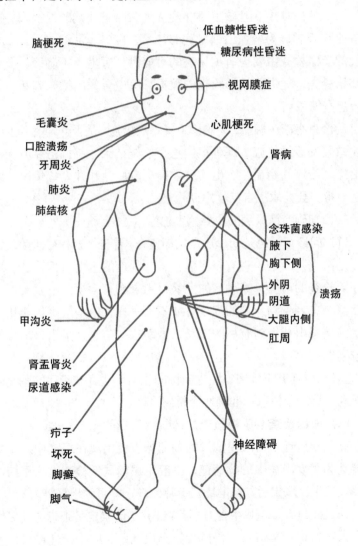

十、糖尿病的初诊与确诊

诊断糖尿病并不困难,困难的是及时发现糖尿病的"蛛丝马迹",有些症状可能成为检查出糖尿病的线索,应引起足够的注意。当在一般的身体检查中发现有糖尿病的可能时,医生为了确诊,会要求做初诊检查。凭借着初诊检查的数据,医生会作出综合判断,判定是否患有糖尿病。

确诊患有糖尿病后,为确诊患者患病程度,是否伴随有并发症,需要做并发症的检查。医生根据这个检查结果,制订治疗方案,指导治疗。治疗开始后,医生为了掌握患者血糖和并发症情况,以便制定对策,会要求患者反复定期检查。

初诊与确诊糖尿病的主要检查包括:

(1)**问诊**:无论是初诊还是定期检查,首先都要接受医生问诊。问诊是医生判断是否患有糖尿病、患病程度的主要依据,是合理开展深入检查的前提。糖尿病的发病对患者的日常生活有重大影响,虽然每个患者受到影响的程度可能不大一样,但是医生仍能从这些点滴的信息中捕捉到有用的信息,借助这些信息,医生作出最佳治疗方案。

患者也应具有正确回答医生问诊的能力,认真准确回答医生的详细提问,有助于快速、准确地诊断病情。

(2)**尿糖检查**:尿糖检查是诊断糖尿病的一个标准。如果血糖值升高,相应地从血液中滤过的葡萄糖也会出现在尿液中。尿糖检查就是为了发现尿中的葡萄糖,一般用尿糖试纸检查。将尿糖试纸端浸入尿中,取出后与标准比色卡片比较,即可读出尿糖含量。

通过此检查发现尿中含有葡萄糖,并不能确定是否患有糖尿病,有的人在血糖正常情况下仍能检查出尿糖,这叫作肾性糖尿,多数是与生俱来的。检查为尿糖,但是血糖值正常,则不是糖尿病。相反,如果血糖值在 140 ～ 160 毫克／分升轻度高血糖时，通常检查不出尿糖。只有血糖值达到 160 ～ 180 毫克／分升以上时，才能在尿检中检查出葡萄糖。还有的高龄患者即使血糖高也检查不出尿糖。

因此，检查出尿糖并不能确认为糖尿病，只能说明有糖尿病的可能性。尿糖检查是在得知高血糖的情况下，做的进一步验证检查。

（3）**血糖测定检查**：糖尿病的检查手段多种多样，但血糖检查是诊断糖尿病的重要手段。血糖值是诊断糖尿病的重要数据，有空腹血糖、随机血糖和糖耐量 2 小时血糖。空腹血糖是 8 ～ 10 小时无任何热量摄入的血糖，随机血糖是指餐后任何时间测血糖，糖耐量 2 小时血糖是 75 克无水葡萄糖负荷 2 小时的血糖。有糖尿病症状，并且空腹血糖大于等于 126 毫克／分升（7.0 毫摩尔／升），或者随机血糖大于等于 200 毫克／分升（11.1 毫摩尔／升），或者糖耐量检查 2 小时血糖大于等于 200 毫克／分升（11.1 毫摩尔／升）可以确诊糖尿病。对于没有糖尿病症状者，需要再测一次才可明确诊断。

（4）**葡萄糖耐量试验**：葡萄糖耐量试验能看血糖值变化情况，也是诊断糖尿病的重要手段。空腹血糖在 100 ～ 125 毫克／分升（5.6 ～ 6.9 毫摩尔／升）的人叫空腹血糖受损，需要进行糖耐量检查以明确诊断有无糖尿病。糖耐量 2 小时血糖小于 140 毫克／分升（7.8 毫摩尔／升）为正常糖耐量，大于等于 140 毫克／分升（7.8 毫摩尔／升）小于 200 毫克／分升（11.1 毫摩尔／升）为糖耐量减低，大于等于 200 毫克／分升（11.1 毫摩尔／升）是诊断糖尿病的依据之一。

（5）**血液胰岛素浓度检查**：血液中胰岛素浓度（血液中胰岛素值）检查是诊断糖尿病的参考方法，是为了测定由胰脏分泌的胰岛素的量在什么水平上。

健康的人血液中胰岛素值是与血糖值变化正相关的。血糖值上升，胰岛素就开始被分泌到血液中，血液中胰岛素值上升。同样，

糖尿病
家庭防治法

血糖下降，血液中的胰岛素值也下降。

但糖尿病患者不是这样。当糖尿病患者的血糖升高时，胰岛素不分泌，或者分泌不迅速。相应的其血液中胰岛素值不升高，或者升高很慢。这被认定为 2 型糖尿病的特征，即可以通过这个检查，可以帮助确定所患的糖尿病的类型。

十一、糖尿病的诊断依据

糖尿病的诊断由血糖水平确定，中华医学会糖尿病学分会采用的糖尿病的诊断标准分为以下两种情况：

第一种情况：如果有典型的糖尿病症状，任何时候测血浆葡萄糖浓度 ≥ 11.1 毫摩尔 / 升（200 毫克 / 分升）或空腹血糖 ≥ 7.0 毫摩尔 / 升（126 毫克 / 分升），或口服 75 克葡萄糖 2 小时后血浆葡萄糖 ≥ 11.1 毫摩尔 / 升（200 毫克 / 分升），即可诊断为糖尿病。

第二种情况：如果没有糖尿病症状，需在另一日重测上述指标中的任何一项，如果仍在上述范围内即可诊断为糖尿病。

十二、治疗糖尿病的五驾马车

糖尿病的治疗要遵循一些原则，而不同类型的糖尿病有不同的原则。目前，国际上推崇"五驾马车"治疗糖尿病，即饮食、运动、药物、糖尿病知识的健康教育和血糖监测。

◆ 饮食治疗

饮食治疗可谓是最重要的一匹"马"，营养均衡的饮食是糖尿病治疗的基础，在导致糖尿病的环境因素中饮食不当是大家共识的一个要素，没有饮食治疗，就没有糖尿病的满意控制。其实饮食控制不是单纯地减少食量，而重要的是如何合理改变饮食结构，同时在饮食控制的基础上进行药物治疗。合理饮食包括进食的量、食物的品种，以及进食的时间。

◆ 运动治疗

经常规律性的运动有益于血糖的控制，可降低心血管疾病发生的相关危险因素，并有利于控制体重。同时对高危人群，规律性的运动可帮助预防 2 型糖尿病的发生，帮助降低血糖，提高血糖处理器的性能，延缓慢性并发症的发生和发展。运动要讲究科学性，向大家推荐运动过程的三部曲：正式运动前应先做 5 ～ 10 分钟的有氧热身运动，对肌肉关节先做几下伸展活动，热身后根据自己的身体条件选择适合的正式运动，运动结束时需要再做 5 ～ 10 分钟的整理运动，使心率恢复到每分钟比静息时高 10 ～ 15 次的水平。

值得注意的是，心肺功能不全或已有明显糖尿病并发症的患者不适合过多地运动。

◆ 药物治疗

药物治疗是糖尿病治疗的重点之一，除一部分经饮食和运动治疗能控制病情的 2 型糖尿病患者以外，都需要进行药物治疗。治疗糖尿病的药物包括口服抗糖尿病药物和胰岛素。每个患者根据不同的病情而采取不同的药物治疗方案。1 型糖尿病必须使用胰岛素治疗，必要时加用胰岛素增敏剂。经饮食和运动疗法不能良好控制血糖的2 型糖尿病患者可选用口服抗糖尿病药物治疗，但在某些特殊情况下也需用胰岛素治疗。

◆ 健康教育

广义的教育不仅是对糖尿病患者的教育，而是针对所有人群的教育。因为要改善糖尿病患者的预后，一定要早诊断早治疗。早诊断是指不能等有症状后才去医院诊治，而是要对年龄较大及易发生糖尿病者每年体检查血糖，这样才能早期发现糖尿病。对体检所发现的糖尿病前期进行预防糖尿病的教育，要他们改善生活方式，即增加体力活动及减少饮食热卡总量及脂肪，尤其是饱和脂肪。这样有可能减少糖尿病的发病率，起到预防作用。

◆ 血糖监测

糖尿病患者的血糖水平随时都在变化，对糖尿病慢性并发症会产生明显影响。随时监测血糖水平，是减缓和预防多种并发症的有效措施，防止高血糖，及时发现低血糖，特别是接受胰岛素强化治疗的患者和生病期间的糖尿病患者，有利于随时了解血糖变化情况，调整治疗方案。

第二章
糖尿病的急性并发症

第一节 酮症酸中毒

> **糖**尿病并发症是严重影响患者生存和生活质量及致残致死的主要原因。糖尿病控制得好坏对糖尿病并发症的发生和发展有直接的影响，糖尿病并发症的防治也是糖尿病治疗的重要内容。糖尿病的急性并发症包括酮症酸中毒、高血糖高渗状态、乳酸酸中毒和低血糖。这些急症可能危及患者的生命，但如果治疗及时，可渡过难关。

一、概 念

糖尿病的急性并发症中，最常见的就是酮症酸中毒（DKA），它是由胰岛素缺乏、体内葡萄糖不能被利用、大量脂肪分解产生了大量酮体所引起的以高血糖、高酮血症（血酮 $\geqslant$ 5 毫摩尔／升）和代谢性酸中毒为主要改变的临床综合征。

体内胰岛素严重缺乏可导致酮症酸中毒。因此 1 型糖尿病易发生，2 型糖尿病或用胰岛素治疗的 1 型糖尿病患者，在许多诱因作用下，升糖激素（即胰岛素拮抗激素，如胰高血糖素、儿茶酚胺、生长激素和可的松）增多，使体内呈现严重的胰岛素不足，而导致葡萄糖利用障碍，脂肪分解增快，酮体生成增多，最后导致酮症酸中毒。

二、危 害

酮症酸中毒临床上以发病急、病情重、变化快为特点。若发生后未得到及时救治可造成脱水、酸中毒、电解质紊乱，严重者可造成循环衰竭、昏迷甚至死亡。但如果及时发现并在专业医师的医治下是可以很快被纠正，上述不良后果是可以避免的。

三、临床表现

（1）原有症状加重，如"三多一少"症状更加明显。

（2）极度虚弱、无力。

（3）呼吸深而快，呼气时有"烂苹果"味。

（4）明显食欲减退，恶心呕吐或腹部不适，少数患者可剧烈腹痛，似急腹症。

（5）肌肉酸痛。

（6）明显脱水，黏膜干燥。

（7）循环不良，脉搏加快，四肢发冷。

（8）神志改变，轻者烦躁，重者淡漠、迟钝、嗜睡甚至昏迷。

四、并发症

常见的并发症有肺水肿、高脂血症、胰腺炎、心肌梗死及多器官功能衰竭。

另外，还包括医源性并发症：低钾血症、低血糖、脑水肿等。

五、容易诱发糖尿病酮症或酮症酸中毒的情况

下列情况容易诱发糖尿病酮症或酮症酸中毒，应当引起重视：

（1）**感染**：如糖尿病患者并发肺炎、泌尿系感染、坏疽等感染。

（2）**糖尿病治疗不当**：胰岛素治疗中断或不适当减量；降糖药突然停用或用量不足；大量进食水果、甜品、含糖饮料或淀粉类食物等；糖尿病未经正规降糖治疗。

（3）**饮食不当**：暴饮暴食或饮食不节引起呕吐、腹泻。

（4）**其他**：严重外伤或手术后、妊娠和分娩。

六、检 查

出现酮症酸中毒时化验检查可发现尿糖强阳性，大多为 +++ 上下，尿酮体也为阳性到强阳性，血糖显著增高，通常高于 16.7 毫摩尔／升（300 毫克／分升），血碳酸氢根下降，动脉血气分析显示血液呈酸性，pH 值低于 7.35。

七、治疗原则

酮症酸中毒一经诊断应立即进行治疗，治疗原则主要包括：

（1）**补液**：这是首要的、极其关键的措施，通常用的液体是生理盐水，在补液过程中还应根据血糖改变液体种类，如葡萄糖水或糖盐水等。

（2）**胰岛素注射**：小剂量胰岛素静脉输注。

（3）**补钾**：患者常伴失钾，经补液已排尿就应开始静脉补钾。

（4）**补碱**：当动脉血 pH 值 < 7.1 时可用小剂量碳酸氢钠。

（5）**监测**：每 2 小时测血糖一次，测定尿糖及尿酮体，注意电解质和血气变化。监测肝肾功能、心电图等，以便及时调整治疗方案。

（6）**消除诱因及治疗并发症**：要积极消除诱因及治疗并发症，防止诱因反复。

八、预 防

酮症酸中毒如能早期发现、及时治疗，效果较好。当然，更重要的是预防酮症酸中毒的发生。

（1）糖尿病患者及家属要掌握糖尿病的基础知识，提高对糖尿病酮症酸中毒的认识。一旦怀疑本病应及早到医院就诊。

（2）要严格遵守胰岛素及降糖药物的治疗方案，不能随意减量，更不能中断治疗。

（3）经常监测血糖、尿糖、尿酮，了解尿量、体重的变化。发现血糖增高，及时就诊。有条件者可行自我血糖监测。

（4）坚持运动疗法，增强体质，预防感染。

（5）如果发生急性病时，特别是严重的感染，必须尽早得到医生的治疗。

第二节　非酮症性高渗性昏迷

> **糖**尿病非酮症性高渗性昏迷，简称高渗性昏迷，是糖尿病急性代谢紊乱的另一种临床类型。多见于老年人，好发年龄为 50 ～ 70 岁，男女发病率大致相同，大约 2/3 患者在发病前无糖尿病病史，或者仅有轻度症状。

一、常见诱因

常见诱因有：感染、急性胃肠炎、胰腺炎、脑血管意外、严重肾脏疾患、血液或腹膜透析、不合理限制水分，以及应用某些药物如糖皮质激素、免疫抑制剂、噻嗪类利尿剂和 β - 受体阻滞剂等，也有因误诊而输入葡萄糖液，或因口渴而大量饮用含糖饮料而诱发或促使病情恶化的。

二、临床特点

本病多见于中老年 2 型糖尿病患者，其中约 2/3 为轻型糖尿病或只是糖耐量减低者。早期的表现为糖尿病症状加重，可有烦渴、多饮、多尿、倦怠无力、头昏、头晕、厌食、恶心；查体可见患者表情淡漠、嗜睡、唇干舌燥、皮肤弹性差、心率快、脉细弱、血压偏低等表现。其中多尿、多饮常为最早的表现。

三、预 防

糖尿病高血糖高渗状态的预防极为重要，因为一旦发病，即对患者的生命构成极大的威胁，即使侥幸过关，也给患者本人及其家庭造成身体和经济上的重大损失。

首先，要及时发现和正确治疗糖尿病。要提高对糖尿病的警惕性，经常进行自我监测，及早发现糖尿病。一旦发现糖尿病的存在，就要积极正确地治疗。

其次，平时注意合理安排生活起居。要吃喝合理，注意体育锻炼和休息，不要过度劳累，特别要注意饮水，一定不要限制饮水，以免造成脱水和血液浓缩。

第三，如是老年人得了"小病"，比如说感冒、泌尿系感染以及小的外伤等，要及时治疗，防微杜渐，不要因小失大，导致高血糖高渗状态而酿成大祸。

最后，患者发生神志不清或昏迷时，千万要查血糖，不要想当然地认为是脑血管病，因为高血糖或者低血糖都能引起昏迷。

四、治疗措施

高血糖高渗状态是一种十分严重的糖尿病急性并发症，一旦发生，必须立即送医院抢救。

（1）患者脱水明显，而且脱水是造成一系列症状的主要原因，补足水分才能使血液中的废物和糖分自尿中迅速排出，才能维持患者血压和心脏功能，所以治疗中补充水分十分重要。

（2）如果患者还未昏迷，可大量给患者饮用温开水（不要喝盐水），并及时送医院。在医生的治疗中，补充液体也是非常重要的环节，能不能尽快补足水分，而又不引起脑水肿、肺水肿和心力衰竭，是治疗成功与否的关键。

（3）使用胰岛素降低血糖，对高血糖高渗状态的治疗也是至关重要的。

（4）另外，必须注意治疗引起本病的诱因，也就是说治病要治本，要标本兼顾，才能使患者尽快恢复，而且不至于再次进入高血糖高渗的状态。

糖尿病
家庭防治法

第三节　乳酸性酸中毒

乳酸性酸中毒是糖尿病急性并发症之一。乳酸性酸中毒是一种血液中乳酸堆积而引起患者酸中毒的疾病。乳酸是一种有机酸类，主要是糖类在体内代谢过程中产生的，在缺氧的条件下乳酸的生成量增加。正常时身体产生的乳酸量不大，这少量的乳酸对身体无害，还能在肝脏作为能量的来源而被利用或再合成葡萄糖，多余的乳酸则经过肾脏排出体外。所以，正常情况下血液中乳酸的浓度不高，不超过2毫摩尔／升。

一、引起体内乳酸含量增加的原因

引起体内乳酸含量增加的原因主要有以下两个方面。

◆ 乳酸生成过多

比如由于心、肺功能障碍或者血管阻塞造成氧气供应不足。在缺氧的条件下，乳酸的生成就会明显增加，尤其值得注意的是过量服用苯乙双胍（降糖灵），也能促使乳酸大量生成。

◆ 乳酸去路不畅

比如肝脏功能障碍，不能将乳酸迅速转化，或者肾脏功能不全，不能将多余的乳酸完全排出体外，就会造成乳酸在体内的堆积。乳酸是一种强有机酸，含量过高，就会造成乳酸性酸中毒，严重者将危及生命。

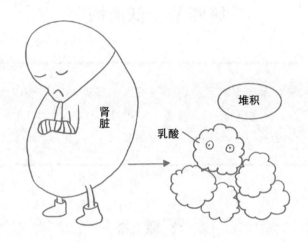

❈ 二、预防措施 ❈

由于本症死亡率很高，因此要加强预防，防患于未然。采取措施如下：

（1）凡有肝肾功能不全者最好不使用双胍类降糖药，因为糖尿病性心脏病发病时易发生心衰，肾循环障碍可影响双胍类药物排泄，故宜慎用。

（2）避免使用甲醇、乙醇、木糖醇、水杨酸盐、异烟肼等药物，慎用普萘洛尔等药物。

（3）尽量不用果糖、山梨醇而应采用葡萄糖，以免发生糖尿病乳酸性酸中毒。

（4）凡有休克、缺氧、肝肾衰竭状态的酸中毒者，应以纠正缺氧、缺血，纠正休克为基本措施，避免本症的发生。

第四节 低血糖

> **正**常人血浆（清）葡萄糖测定值：空腹是 3.3 ~ 6.1 毫摩尔/升（60 ~ 110 毫克/分升），餐后血糖为 3.3 ~ 7.8 毫摩尔/升（60 ~ 140 毫克/分升）。

一、概　念

血糖值低于 50 毫克/分升（2.8 毫摩尔/升），伴有症状和体征称为低血糖症。少数病例不伴有自觉症状。

低血糖在使用胰岛素治疗的糖尿病患者中最常见，也是比较严重的合并症之一。

低血糖严重地威胁着糖尿病患者的生命。严重的低血糖和低血糖昏迷，对神经系统的影响是很大的。如不进行抢救，昏迷 6 小时以上可造成不能恢复的脑组织损坏，甚至死亡，即使抢救过来，也会变成植物人。低血糖发生后，如无人发觉、抢救不及时或治疗不当可引起死亡。

二、原　因

引起低血糖症的原因很多，最常见的是口服降糖药或注射胰岛素剂量过大，或剂量未变，但因某种原因没能按时进食或食入量太少。应用磺脲类药物治疗，也会出现低血糖。有的患者因加大了体力活动量，或在发热、外伤、手术、分娩时，能量消耗一时增多，又未能补充热量所致。

三、预防及治疗原则

与任何一种糖尿病的急性并发症一样，低血糖症也应该防重于治，最好是不要发生，否则会给患者的健康甚至生命安全造成威胁，而且可能引起反跳性的高血糖，导致病情波动。得了低血糖要及时发现，立即治疗，让糖尿病患者尽快脱离低血糖状态。糖尿病患者终身都需要控制饮食，发生低血糖时可以食用任何可使患者迅速脱离低血糖状态的食品，甚至是糖果以及白糖或者葡萄糖粉。严重者，特别是已经或者即将发生低血糖昏迷者应立即送医院抢救。少量多餐对糖尿病患者的低血糖很有帮助，这样做可以减轻饮食对胰岛素的刺激作用，而且发生低血糖前就已补充了食物，从而避免了低血糖的发生。

第三章
糖尿病的慢性并发症

糖尿病的慢性并发症有三类：①大血管并发症，指脑血管、心血管和其他大血管的并发症；②微血管并发症，主要包括肾脏病变和眼底病变；③神经病变，包括负责感官的感觉神经，支配身体活动的运动神经，以及司理内脏、血管和内分泌功能的自主神经病变等。

第一节　脑血管并发症

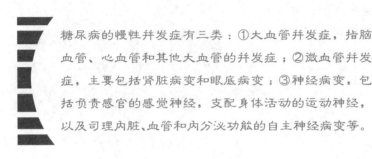

脑血管病不是糖尿病所特有的，但是糖尿病特别是控制不良的糖尿病是引起脑血管病变的重要原因之一，糖尿病患者的脑血管病变比非糖尿病患者高3倍，在我国，脑血管病变造成糖尿病患者残废和死亡的问题比在西方国家更为严重。

糖尿病患者由于高血压的存在，脑血管的硬化，血管内壁的损伤，红细胞变形能力的下降以及血液黏稠度的增加，血管堵塞性脑血管病的发生率明显增加，而脑血管破裂造成的脑出血则比非糖尿病患者高不了多少。研究发现，糖尿病性脑卒中患者中，有88%为脑血栓形成或腔隙性脑梗死（俗称"腔梗"）等阻塞性脑血管病变。

约43%的急性脑卒中患者的血糖升高，说明两者关系密切。

糖尿病性脑血管病变和非糖尿病者在临床表现上很相似，包括头痛、头晕、肢体麻木，严重者可发生偏瘫、失语，甚至威胁生命。

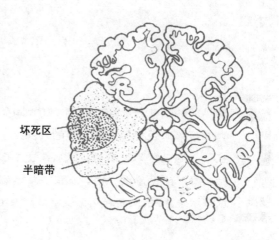

坏死区

半暗带

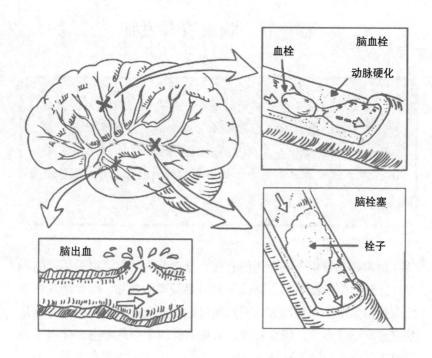

脑血栓

血栓

动脉硬化

脑栓塞

栓子

脑出血

治疗措施

糖尿病性脑血管病变的防治和非糖尿病者基本相同，但态度应更积极，措施应更得力。糖尿病性脑血管病的治疗措施包括以下几方面：

（1）及早发现并有效控制糖尿病。以延缓糖尿病性脑血管病的发生和发展。

（2）有效降低血压，调整血脂。血压高和血脂异常是糖尿病性脑血管病的重要诱因之一，必须认真对待。

（3）服用血管活性药物和溶栓药物，降低血液黏稠度。如长期服用小剂量阿司匹林（每天100毫克）可使脑卒中的发生率下降30%，芦丁和双嘧达莫（潘生丁）等传统药也还有一定的作用，有些活血化瘀的中药对预防脑卒中也有良好的效果。

（4）一旦出现脑卒中的临床表现时，应立即将患者送到医院就医。采取溶栓、扩容等急症处理措施，以尽量减轻脑卒中带来的危害。部分患者可试用血管扩张术，以改善脑的血液供应。

第二节 心血管并发症

糖尿病与心血管疾病的关系较为复杂，糖尿病是引起心血管疾病的重要原因之一，糖尿病患者比非糖尿病者更容易得心血管疾病。2001 年，国际糖尿病联盟给世界糖尿病日制定的宣传口号是"减轻糖尿病的负担——糖尿病与心血管疾病"。2003 年，糖尿病学界又提出"糖尿病即心血管疾病"或者"糖尿病是冠心病的等危症"的说法，说明糖尿病心血管疾病对糖尿病患者的巨大威胁以及国际糖尿病学界对糖尿病心血管疾病的关注。

一、糖尿病性冠心病的特点

糖尿病心血管疾病包括心脏和大血管上的微血管病变、心肌病变、心脏自主神经病变和冠心病，尤以冠心病为多见。糖尿病性冠心病和非糖尿病者的冠心病十分相似，但也有其临床特点，主要特点有下列 3 个方面。

◆ 发病率高而且发病时间早

国外资料表明，糖尿病患者发生心血管疾病的机会比非糖尿病者高 3 倍，我们则发现我国糖尿病患者心血管疾病发生率高达

15.9%。而且糖尿病心血管疾病发生的时间比非糖尿病者要早，30 岁以下的糖尿病患者就可得冠心病。糖尿病性冠心病比非糖尿病者高 2 ~ 4 倍，45 岁以下糖尿病患者死于心脏病变的比率较非糖尿病者高 10 ~ 20 倍。

◆ 女性的保护作用消失

本来女性得心血管疾病的机会低于男性，但是"得了糖尿病，男女都一样"了，女性得糖尿病心血管疾病的机会和后果甚至超过男性。心脏病变的发生率在女性糖尿病患者较非糖尿病者要高 4 倍，男性则高 2 倍，平均 3 倍。而且女性死于糖尿病心血管疾病者高于男性。美国有人发现，近年来男女非糖尿病者以及糖尿病男性死于冠心病的人数都下降，只有糖尿病女性患者死于冠心病的人数仍在上升。

◆ 不典型症状常见

由于心脏神经功能障碍，糖尿病性心脏病变的临床表现可能很不典型，如 1/3 以上的糖尿病性心脏病患者发生心肌梗死时不痛，让人想不到是心肌梗死，甚至贻误病情，造成严重的后果。其他表现包括心动过速、心律不齐、直立性低血压（平卧时血压高，而站立活动后血压反而低，甚至晕倒）、难以纠正的心力衰竭或休克，甚至造成猝死。

二、糖尿病性心脏病变的防治

造成糖尿病心血管病变的诱因与糖尿病脑血管病变相似，所以，糖尿病性心脏病也应以预防为主，其治疗原则和一般冠心病一样，包括严格控制好肥胖、糖尿病、高血压、血脂异常症和高血黏稠度，长期服用适当的维生素、抗氧化剂、血管活性药物、抗血栓药物。为了及早发现糖尿病性心脏病变,定期做心电图检查是十分必要的。心功能不全或心律不齐则应去心内科求治。同非糖尿病性脑血管病一样,某些糖尿病性心脏病导致心绞痛反复发作,内科治疗无效者,可采用经皮血管成型、血管支架或者冠状动脉搭桥等手术治疗。

三、糖尿病合并冠心病饮食调养方案

◆ 控制热量摄入

严格控制每日热量摄入,建议每日三餐热量分配的比例为早餐30%、午餐50%、晚餐20%,以防热量过多而导致肥胖。

◆ 均衡饮食

总能量中50% ~ 55%是碳水化合物,主要由粮食提供;15% ~ 20%来自蛋白质,20% ~ 25%来自脂肪。适当多食粗粮。

◆ 限制脂肪摄入的质和量

一般认为膳食中的多不饱和脂肪酸、饱和脂肪酸、单不饱和脂肪酸之比以1∶1∶1为宜。每日胆固醇摄入量应控制在300毫克以下,有助于降低血清胆固醇的含量。

◆ 限制精制糖类摄入

精制糖类摄入不超过总碳水化合物摄入量的10%,越少越好。应以含纤维素较多的淀粉类食物为主。

◆ 增加膳食纤维和维生素的摄入

多吃富含维生素C、维生素E和镁的绿色蔬菜及含糖量低的水果，多吃降血脂的食物，以改善心肌营养代谢，预防血栓发生。

◆ 少食、多餐，避免暴饮暴食

少量多餐，定点用餐，不宜吃得过饱、过多。

避免暴饮暴食，以防止心肌梗死的发生。

◆ 低盐

选择低盐食物，盐的每日摄入量应限制在 2 ～ 5 克，以减轻心脏负担。

◆ 少饮浓茶等

少用或不用浓茶、咖啡、辣椒、芥末、酒等，减少对神经系统的刺激。

四、糖尿病合并冠心病生活调养方案

◆ 注意居室环境

居室环境应温度、湿度适宜，向阳。睡眠环境应安静舒适，避免嘈杂，光线宜暗，床上被褥松软适宜。

◆ 保证睡眠

有心慌、无力甚至心绞痛者要卧床休息，甚至绝对卧床。病情稳定时，要注意生活起居的规律性。

◆ 控制情绪

应避免情绪激动及过度紧张、焦虑，遇事要冷静、沉着。当有较大的精神压力时应设法释放。多听听音乐，闲暇时可养花种草调养身心。

◆ 注意保暖

注意随气候变化增减衣物。

◆ 注意监护

对心悸较严重者，平时要严密观察脉搏、呼吸、面色、血压的变化。必要时可做心电图检查。血压过高或过低者，应定期测血压。

第三节　糖尿病肾病

糖尿病肾病是糖尿病最严重的微血管并发症之一。国外资料表明，由于糖尿病肾病造成肾衰竭者比非糖尿病者高 17 倍，糖尿病肾病是引起糖尿病患者死亡的主要原因之一，其病理改变主要有 3 种类型：结节性肾小球硬化型病变（有高度特异性）、弥漫性肾小球硬化型病变（对肾功能影响最大且最常见，但特异性较低）、渗出性病变。

一、糖尿病肾病的分期

临床上常将糖尿病肾病从轻到重分为以下五期。

◆ 第一期

代偿性的肾脏功能亢进。肾脏还没有什么病理改变，有的患者肾脏体积有所增加。

◆ 第二期

肾脏组织学上的改变。此时肾穿刺活检已能发现不正常，但化验检查还没有什么阳性发现。也就是说还查不出什么问题，患者也还没有什么感觉，仅少数患者有时血压偏高。

◆ 第三期

　　临床指标的不正常。尿蛋白出现，血压也开始增高，此阶段关键性的化验结果是尿中微量白蛋白分泌率已高于 20 微克／分钟，临床上通常将这一期肾病称为早期肾病。早期肾病是糖尿病肾病得以完全恢复的最后机会，再向前发展，糖尿病肾病就无法完全消失了。如果尿微量白蛋白分泌率超过 200 微克／分钟，病情就进入了第四期。

◆ 第四期

　　第四期又称为临床肾病。其主要特点就是尿中出现大量蛋白，血压持续性升高。

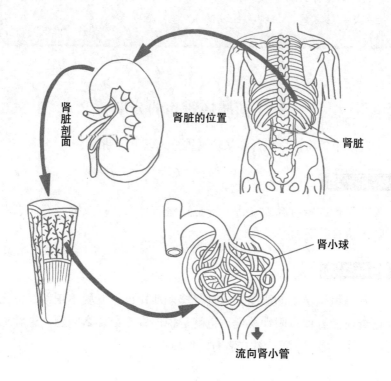

肾脏剖面

肾脏的位置

肾脏

肾小球

流向肾小管

◆ 第五期

终末肾病。此时，糖尿病肾病已进入晚期，患者因肾功能不全，血液中的含氮废物也开始升高，其中血肌酐水平升高超过180微摩尔／升是第五期也就是终末肾病的诊断指标，终末肾病患者往往伴有显著的高血压和水肿。

糖尿病肾病是一个逐渐发展的过程，一旦临床表现比较典型，糖尿病肾病实际上已经难以根治了，所以糖尿病肾病最重要的治疗措施首先还是控制好血糖，避免肾脏病变的发生。无论是1型还是2型糖尿病患者，血糖控制水平对糖尿病肾病和糖尿病眼底病变的发生和发展有着极其重要的影响，良好的血糖控制可以使1型糖尿病肾病的发生率下降一半，使2型糖尿病肾病的发生率降低1/3。

患者如已发展到早期肾病阶段，为了控制好病情，又不至于影响肾脏功能，应积极接受胰岛素治疗。

另外，应控制好患者的血压，高血压、高血脂是使糖尿病肾病加重的一个非常重要的因素，所以患者应该饮食清淡，少吃盐，已有血压高、高血脂患者应坚持服用降压、降脂药物。

二、预防糖尿病肾病的方法

目前，对中、晚期糖尿病肾病的病因治疗主要目的是防止糖尿病肾病的进一步发展，避免肾功能不全和尿毒症的发生。预防糖尿病肾病的方法包括以下5个方面。

◆ 患者应适当限制蛋白质的摄入量

糖尿病肾病患者每天从尿中丢失大量蛋白质，所以必须补充适量的蛋白质，特别是优质动物蛋白。但到了糖尿病肾病的晚期，大量蛋白质的摄入会使血液中蛋白质的代谢产物，如肌酐和尿素氮等增高，给患者带来危害，所以晚期肾病患者必须适当限制蛋白质的摄入量，特别是要限制质量较低的植物蛋白（如豆腐、豆浆等）的摄入量。

◆ 避免泌尿系感染

反复发作的泌尿系感染可能加速糖尿病肾病的进展。

◆ 中药治疗

传统的中医中药对治疗肾脏病有着独特的优势，能因人施治，辨证论治，对糖尿病肾病有较大的意义，患者可以到正规的中医院就医。

◆ 合理使用药物

避免使用对肾脏有伤害的药物。

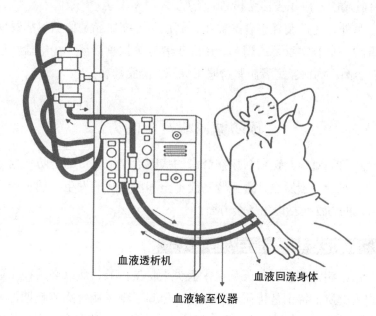

血液透析机

血液回流身体

血液输至仪器

◆ 透析治疗

当肾脏病变已发展到尿毒症阶段，除了上面所说的措施以外，还要进行腹膜透析或血液透析，以便把血液中的废物排出体外。如有可能，进行肾脏移植是使患者肾功能得以恢复的唯一出路。如果肾功能还不是特别差，服用一些不含氮的酮酸制剂，对降低尿素氮，改善肾功能也有帮助。

三、饮食调养方案

◆ 控制总热量

原则上一般日常基准体重热量消耗量为 25 ~ 30 千卡／千克。其中，限制脂肪摄入量为总热量的 25% ~ 30% 以内，碳水化合物的热量不应大于总热量的 70%，蛋白质应控制在每天每千克体重 0.6 ~ 0.8 克，植物油日摄入量也应控制在 25 克以下。

◆ 食盐摄入应有限制

为了保护肾脏，减轻其工作负荷，糖尿病患者的菜肴应尽可能味淡一些，糖尿病合并肾病者食盐的摄入量每日要在 2 克左右。

◆ 保证摄入优质蛋白质

蛋白质以易消化的鱼类、瘦肉为佳，注意限制主食中植物蛋白的摄入，因为主食中的植物蛋白生物价较低，摄入过多会导致蛋白质的吸收利用率下降，同时会使蛋白质摄入超标。

◆ 适当限制钾摄入

糖尿病合并肾病患者极易出现酸中毒和高钾血症，一旦出现，将诱发心律紊乱和肝昏迷，因此应节制含钾饮料、含钾蔬菜和水果的摄入。

◆ 摄入充足维生素、矿物质元素

摄入充足的 B 族维生素、维生素 C 和锌、钙、铁等，可对肾脏起保护作用。维生素 E 可用至每日 11 国际单位，维生素 C 每日 0.3 克，它们的量稍大一些也无妨。

四、生活调养方案

◆ 注意水分摄入

如果没有尿少、水肿的情况不需控制饮水，保持每日饮水量和尿量在 1500 ~ 2000 毫升，以利于代谢废物的排出。发生水肿的患者，饮水量应根据尿量与水肿程度而定。正常情况下，如水肿较明显时，每日摄入水分为 600 ~ 800 毫升。但尿路感染之后，需增加饮水量。

◆ 严格控制血糖与血压

高血糖、高血压会加重糖尿病肾脏病变的发展。严格控制血压，尽量使血压控制在 130/80 毫米汞柱以下。

◆ 禁止吸烟

吸烟是加重糖尿病肾病的重要因素。

◆ 加强锻炼

患者应坚持合理的运动锻炼，增强抵抗力，防止感冒。运动也可加强肾脏血液流通，有助于损失修复，防止肾小球硬化。

◆ 预防感染

要注意预防感冒及口腔、泌尿系统感染。室内要定期消毒，经常开窗换气，保持空气新鲜，温、湿度适宜，避免与感染性疾病患者接触。注意皮肤护理，保持皮肤清洁，避免皮肤受损。

第四节 糖尿病眼病

在糖尿病各种并发症中，视网膜病变相对发生较早，也最为常见。糖尿病常可导致增殖型视网膜病变，它是引起失明的重要原因，是一种可怕的眼部并发症。糖尿病眼病引起的双目失明要比非糖尿病者高出 25 倍。这些眼病中，最常见而且对视力影响最大的是白内障和糖尿病视网膜病变。

一、白内障

糖尿病引起的白内障与老年性白内障有所不同，它在晶状体中造成的白斑往往是散在性的，而老年性白内障则多从晶状体的核心部位开始，逐渐向外发展。

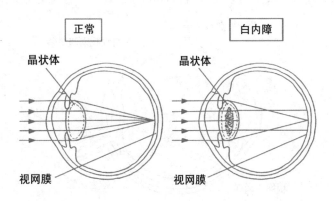

　　白内障可以通过手术来根治，切除白内障已经成熟的晶状体，患者的视力可恢复很多。

　　治疗白内障的前提是必须控制好血糖及血压，血糖和血压控制不好，术中可能发生眼底出血，术后感染或者愈合不好的机会增加。

二、视网膜病变

　　视网膜病变既是糖尿病微血管病变的重要表现之一，也是糖尿病患者失明的主要原因。

◆ 视网膜病变的分期

　　糖尿病视网膜病变按眼底改变可分为 6 期，分属两大类：

　　Ⅰ期：为微血管瘤，出血；

　　Ⅱ期：为微血管瘤，出血并有硬性渗出；

　　Ⅲ期：出现棉絮状软性渗出；

　　Ⅳ期：新生血管形成，玻璃体出血；

　　Ⅴ期：机化物增生；

　　Ⅵ期：继发性视网膜脱离，失明。

　　以上Ⅰ～Ⅲ期为背景性视网膜病变，Ⅳ～Ⅵ期为增殖性视网膜病变。

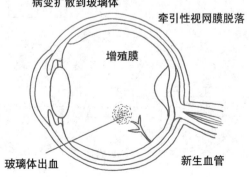

病变扩散到玻璃体

牵引性视网膜脱落

增殖膜

玻璃体出血

新生血管

◆ 预防方法

在糖尿病视网膜病变防治工作中，最重要的环节是预防，预防的方法有：

(1) 控制好血糖和血压：控制好血糖和血压对防治糖尿病视网膜病变是极为重要的，因为血糖升高可使患者眼底血管进一步受到损伤，而高血压又显著增加眼底出血的可能性，血脂不正常或者血液黏稠度大，也会加速眼底病变的进展。所以控制好血糖、血压、血脂和血黏稠度对防治糖尿病眼底病变也有重大意义。

(2) 早发现，早治疗：患者至少每年要接受一次眼底检查，如果已有视网膜病变，检查次数还应增加，以便观察病情的变化，防止延误病情。

(3) 合理用药：对于已进入第Ⅲ期或者Ⅲ期以上的糖尿病患者，应积极鼓励改用胰岛素治疗，以求获得最佳疗效，延缓病情的进展，甚至使其视网膜病变得到不同程度的逆转。Ⅲ期以下的眼底病变可能经过良好的糖尿病控制而逆转，即使对Ⅳ期以上的患者来说，也可能同时还存在着微血管瘤、硬渗或者软渗等早期改变，这些情况有逆转的可能。另外，使用维生素和血管活性药物对病情的控制也有很大帮助，不少中药在止血和促进眼底血块吸收方面有较好的疗效。

(4) 激光治疗：对第Ⅲ期以上的患者，可采用激光治疗。激光可以凝固出血点，并可封闭新生血管，对治疗较重的糖尿病视网膜病变效果较好。如果发生了玻璃体积血或者视网膜剥离，眼科手术可解决问题。

第五节 糖尿病足

◆ 概念

糖尿病足是指因糖尿病神经病变，末梢神经感觉障碍及自主神经损害，下肢血管病变——动脉硬化引起周围小动脉闭塞症，或皮肤微血管病变以及细菌感染所导致的足部疼痛、足部溃疡及足坏疽等病变。

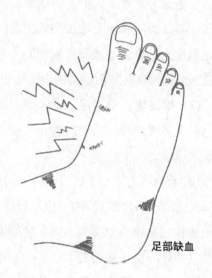

足部缺血

◆ 产生原因

（1）常常因缺血、神经病变和感染三种因素的同时出现而产生。

（2）由于下肢动脉硬化，加之自主神经病变使血管运动减弱，导致足部供血不足，局部组织缺血和抵抗力下降。

（3）足部发生微小创伤，如不合脚的鞋挤压、擦伤、皲裂或鸡眼等，这些微小创伤如处理不当，均可引起感染而形成溃烂。因为患者痛觉减退或消失，不能及时察觉病变，常常使溃疡面加大。

（4）由于感觉出现障碍，导致患者即使接触高温物体时也不知躲避，容易造成烫伤。

◆ 分级

出现糖尿病足时，可按以下标准分为6级。

0级：皮肤无开放性病灶。表现为肢端供血不足，颜色紫绀或苍白，肢端发凉、麻木、感觉迟钝或丧失。肢端刺痛或灼痛，常伴有足趾或足的畸形等。

1级：肢端皮肤有开放性病灶。水疱、血疱、鸡眼或胼胝、冻伤或烫伤及其他皮肤损伤所引起的浅表溃疡，但病灶尚未波及深部组织。

2级：感染病灶已侵犯深部肌肉组织。常有轻度蜂窝组织炎，多发性脓灶及窦道形成，或感染沿肌间隙扩大，造成足底、足背贯通性溃疡或坏疽，脓性分泌物较多，足或足趾皮肤灶干性坏疽，但肌腱韧带尚无破坏。

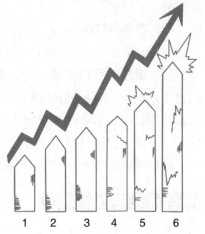

3级：肌腱韧带组织破坏。蜂窝组织炎融合形成大脓腔，脓性分泌物及坏死组织增多，足或少数足趾干性坏疽，但骨质破坏尚不明显。

4级：严重感染已造成骨质破坏，骨髓炎，骨关节破坏或已形成假关节，部分足趾发生湿性或干性严重坏疽或坏死。

5级：足的大部分或全部感染或缺血，导致严重的湿性或干性坏疽，肢端变黑，感染常波及踝关节及小腿。

◆ 防治方法

糖尿病足的治疗也应以预防为主。防治方法有：

（1）**严格控制好糖尿病**：要做好对高血糖、高血压、高血脂症和高血黏稠度的控制。可长期使用血管活性药物及肠溶阿司匹林、复方丹参片等降低血液黏稠度的药物。

（2）**注意足部卫生**：要保护足部的干净与干燥，经常以温水泡脚，同时注意避免足部烫伤。避免穿过紧、不合脚的鞋，注意清除鞋内的异物，以免磨破皮肤。注意修剪趾甲，不要剪得太短过秃。对鸡眼和任何微小的足部损伤或感染都应积极处理，以免形成溃疡或坏疽。

（3）**改善下肢循环**：注意足部保暖，以保证下肢血液供应充足。应戒烟，因为吸烟能使血管进一步收缩，是造成下肢坏死的重要原因。

（4）**糖尿病足的护理**：一旦糖尿病足的诊断成立，就必须立即积极予以处理，以免病情的扩大发展，引起残废或死亡。治疗方式包括使用扩张血管、活血通脉药物，抗生素控制感染，足部换药及外科处理等。血管搭桥术可有效地改善下肢循环。如果下肢坏疽严重，进行保守治疗无效者应及时进行截肢术。

◆ 老年人护足注意事项

老年人一旦得了糖尿病，护足要注意以下几方面：

（1）上了年纪的人体重往往超标，如能适当减肥则可以降低足部的承受压力，也可以改善组织血液循环。

（2）避免肢端皮肤受伤。由于糖尿病患者周围神经病变，足部的感觉就会相对减弱，故对外来伤害的接触反应迟钝。患者往往会因为不小心使足部受伤而破溃，引起严重的后果。所以老年糖尿病患者即使在室内光滑的地板上，也不要随意光着脚行走。

第六节　糖尿病神经病变

糖尿病性神经病变主要由微血管病变及山梨醇旁路代谢增强以致山梨醇增多所致。全身各处的神经组织都可能受到糖尿病的损害。

按其所在部位和功能，可将糖尿病神经病变分为中枢性和周围性神经病变两大类。

中枢神经系统包括脑和脊髓，糖尿病与脑血管病变的关系如前面所述，糖尿病也可影响脊髓，表现为肢体感觉与运动失常、位置觉消失、排尿困难与阳痿等。

◆ 周围神经病变的分类

周围神经病变包括颅神经、感觉神经、运动神经以及自主神经病变4种。

◆ 颅神经病变

颅神经共有12对，多数都可受糖尿病的影响，颅神经受害的表现包括上眼睑抬不起来、眼球活动障碍、看东西重影、听力下降、口眼歪斜等。

◆ 感觉神经病变

糖尿病感觉神经病变非常多见，主要表现为末梢神经炎，有时给患者带来极大的痛苦。末梢神经炎的症状为肢体疼痛、麻木，疼痛严重时有的患者会丧失继续生活的勇气；感觉异常，如有烧灼感、蚁走感、触觉过敏，但真正受到高温、低冷或刺伤等外界刺激时反而不能有正常的感觉，不能立即采取自我保护措施；还有的患者叙述"脚下没根""像走在棉花上一样"，容易跌倒。

◆ 运动神经病变

与感觉神经相比，运动神经受连累的情况比较少见，主要表现为血管神经性病变，如全身无力、肌肉萎缩、肢体疼痛等，偶有单侧神经麻痹引起肢体瘫痪者，多数患者经过积极治疗，症状可以消失。

◆ 自主神经病变

患者常大汗，特别是头、面部和躯干部大汗，四肢汗不多，吃饭或稍事活动就大汗淋漓，有的患者半身出汗；腹胀，大便失常，腹泻便秘交替出现；直立性低血压，患者往往躺着时血压高，一站起来血压就下降，甚至头晕跌倒；排尿障碍，或有排尿困难，或小便滴沥不尽；阳痿不育也很常见。这些症状都与糖尿病神经病变有关。

第四章
饮食疗法

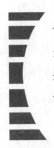
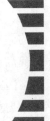

饮食疗法对糖尿病病的控制是最为重要的，应终身进行。饮食疗法就是利用饮食来治疗疾病的一种治疗方法。饮食疗法属于一种自然疗法，安全、有效、无任何副作用。饮食控制和调整不仅对糖尿病患者，对每一个人，都是十分有利健康的养生之道。

第一节　饮食疗法原则

◆ 平衡膳食

糖尿病患者的膳食要多样化，营养合理，力求做到平衡膳食，这就需要做到每天保证吃以下 4 大类食物：

（1）谷类与薯类：主要提供热能和膳食纤维，维持人体体温和生理活动的需要。

（2）蔬菜与水果类：主要提供维生素、矿物质以及膳食纤维。

（3）肉、禽、鱼、蛋、豆、乳类：主要提供优质蛋白质、维生素及矿物质。

（4）油脂类：主要提供热能。

以上四类食物每天都应保证摄入，不宜偏食哪一种，因为搭配合理就是膳食平衡。

糖尿病患者比正常人更需要全面且均衡的营养。所以，应做到：

主食粗细搭配；副食荤素搭配；不偏食，不挑食；顿顿如此，天天如此。

饮食中必须有80%是粗纤维食物，以刺激胰腺分泌胰岛素，提高血液中胰岛素含量，减少用药量。同时主张吃富铬食物，如全谷物、菜豆、大豆制品、黄瓜、香菇等。因为铬是正常糖代谢及脂代谢必需的微量元素。铬的作用直接与胰岛素有关，其作用机制可能是铬与胰岛素及线粒体膜受体之间形成三元复合物而促进胰岛素发挥作用。因此，适量补充微量元素铬有助于延缓糖尿病的恶化程度。

薯类、蔬菜和水果中含有丰富的维生素、无机盐和膳食纤维，是人体营养的主要来源之一。近年来研究发现，膳食纤维虽然对人体不提供直接的营养成分，但却对维护人体健康有不可替代的作用。

◆ 少量多餐，定时、定量、定餐

糖尿病患者在确定了每天需摄入的总量后，应尽量少食多餐（每天5～6次），对稳定血糖大有好处。

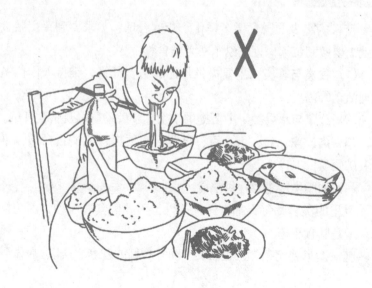

　　糖尿病患者可将每餐的食物分成 3 份，主餐时先吃其中的 2 份，留出 1 份放到加餐中食用。

　　比如，早餐：燕麦片 50 克，豆浆 250 毫升，煮鸡蛋 1 个，可先吃豆浆煮燕麦片，加餐时再把煮鸡蛋吃了。午餐：米饭、蔬菜、肉或鱼等，主餐时可少吃 25 克米饭（留出一个水果的量），午睡后可吃 50 克左右的水果（如橘子、梨等）。

◆ 高膳食纤维膳食

　　膳食纤维对糖尿病患者稳定病情有益。膳食纤维可以在一定程度上缓解食物在胃肠道消化和吸收的速度，从而降低血糖指数；可溶性膳食纤维还可以控制餐后血糖的升高，改善葡萄糖耐量。

　　对糖尿病患者来说，目前还没有统一的膳食纤维供给量的标准。ADA（美国糖尿病协会）推荐的膳食纤维每天的摄入标准是 20 ～ 35 克。糖尿病患者可以在每天的膳食中添加燕麦片、玉米面等粗粮以及海带、魔芋和新鲜蔬菜等富含膳食纤维的食物。

　　膳食纤维虽好，但不宜摄入过量，不然会引起如钙、铁、锌等重要矿物质和一些维生素的吸收和利用减少，使之随粪便的排出量增加，导致营养素缺乏症。另外，过多地摄入膳食纤维会引起腹泻、腹胀、腹痛等症状，还会引起排便次数和排便量的增加。

◆ 限制脂肪的摄入量

　　过量摄入脂肪会降低身体内胰岛素的活性，使血糖升高，所以糖尿病患者应限制脂肪的摄入量。当然，也无须完全戒除脂肪，而是应适量摄入。

　　以下是一些减少脂肪摄入的方法，可帮助糖尿病患者在日常的饮食中限制脂肪的摄入量。

　　（1）烹调时仅放少量的植物油。

（2）不用油煎或油炸的方法烹调食物。

（3）多用炖、煮、氽、拌、蒸、卤等少油的做法烹调食物。

（4）用各种调味品来代替油脂，既能品尝到好滋味，又能赢得健康。

（5）做汤或砂锅炖菜时，如果放肉的话，肉不用过油，可直接放到锅中。

（6）不吃动物油。

（7）选择瘦肉。

（8）吃烤肉时将油脂滴完再吃。

（9）吃鸭肉、鸡肉时，要去除外皮和脂肪。

（10）少吃奶油类食物。

（11）尽量食用低脂或脱脂的奶制品。

（12）尽量不吃奶酪或黄油。

（13）少吃方便面。

（14）吃适量坚果类食物。

◆ 适量选择优质蛋白质

（1）适量选择低脂肪肉类（包括瘦猪肉、瘦牛肉和瘦羊肉）。

（2）去皮的鸡肉是优质蛋白质的良好来源。

（3）每周吃 2 ~ 3 次鱼。

（4）每天吃 1 个鸡蛋。

（5）每天吃适量的豆制品，可提供低脂肪、高蛋白的植物性蛋白质。

（6）每天饮酸牛奶或鲜牛奶 1 ~ 2 袋（杯）。

（7）吃适量坚果类食物，因为坚果类食物也是蛋白质的良好来源。

◆ 减少或禁忌单糖及双糖食物

单糖和双糖的吸收比多糖（淀粉类）快，单糖可被直接吸收入血液，使血糖迅速升高，还会导致周围组织对胰岛素作用的不敏感，从而加重糖尿病的病情。因此，糖尿病患者应减少或禁忌单糖和双糖的摄入，如：

（1）用人工甜味剂制品代替糖制品。

（2）饮用无糖酸奶。

（3）不宜大量食用蜂蜜。

（4）不用或少用奶油或黄油。

（5）烹调时不加蔗糖。

（6）饮用鲜牛奶不加蔗糖。

（7）选用无蔗糖麦片。

（8）饮茶时不加蔗糖。

（9）不喝富含蔗糖的饮料。

（10）饮用咖啡时不加蔗糖。

注意

面包、点心、饼干、水果罐头、巧克力和某些水果中含有大量的蔗糖，尽量少吃或不吃。

第二节　总热量的控制

食物为人体提供能量，我们应该根据所需要的能量来控制饮食。提供能量的三大营养物质为：碳水化合物、蛋白质、脂肪。这三种食物以不同的形式为人体提供能量，在体内也可互相转化。

这三种食物理想的构成比例是：蛋白质占 15%～20%，脂肪占 20%～30%，碳水化合物占 50%～60%。每天的主食量一般不宜超过 400 克，在 200～400 克比较合适。每天脂肪的摄入量不宜过多，特别是动物脂肪，而应以植物油等不饱和脂肪酸为主，油脂提供的热量不应超过总热量的 30%，动物油提供的热量不应超过总热量的 10%。

任何一种食物都无法包含所有的营养素，只有通过多种食物的混合才能达到营养齐全，每日应吃的食物包括四大类。

第一类：谷类即大米、白面、玉米等。

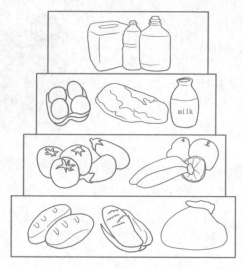

第四类

第三类

第二类

第一类

第二类：水果、蔬菜类。

第三类：肉、蛋、奶、豆。

第四类：油脂。

主食应粗细粮搭配，副食应荤素搭配，勿挑食，勿偏食。

◆ 评价目前体重情况

标准体重（公斤）＝身高（厘米）−105

$$体重状况 = \frac{实际体重 - 标准体重}{标准体重} \times 100\%$$

体重状况与肥胖表

目前体重状况	＞40%	＞20%	＞10%	＞10%	＞20%
定义	重度肥胖	肥胖	超重	偏瘦	消瘦

◆ 根据自己的活动量选择适合自己的热量级别

每天需要的热量＝标准体重 × 热量级别

不同体力劳动的热量需求表

劳动强度	千卡／（标准体重×日）		
	消瘦	正常	肥胖
卧床休息	20～25	15～20	15
轻体力劳动，如教师、售货员、家务劳动	35	25～30	20～25
中等体力劳动，如学生、司机、电工、外科医生	40	35	30
重体力劳动，如农民、建筑工人、搬运工	40～45	40	35

第三节 饮食误区

◆ 误区一：体重轻、消瘦的患者不用控制饮食

体重轻和消瘦的糖尿病患者一定不能放松饮食治疗，否则可能导致营养不良、免疫力低下、感染率增高等各种不良后果，血糖控制不理想，其危害性丝毫不亚于肥胖型糖尿病。

体重轻和消瘦的糖尿病患者，首先应查明消瘦的原因，进行对症治疗，如果合并某种消耗性疾病，如结核病等，应采取相应的措施，以解除病因。

另外，还应加强饮食控制，增加能量及蛋白质等营养素的摄入，以增加体重和蛋白质水平。

◆ 误区二：主食吃得越少越好

许多糖尿病患者只控制主食的摄入，认为主食吃得越少越好，其实这种观点是错误的，这会导致两种后果：

一是由于主食摄入不足，总热量无法满足机体代谢的需要而导致体内蛋白质、脂肪过量分解，身体消瘦，营养不良，甚至产生饥饿性酮症；二是由于主食吃得很少，糖尿病患者会认为已经控制了饮食量，从而对油脂、零食、肉蛋类食物不加控制，使每天摄入的总热量远远超过控制范围，这样容易并发高脂血症和心血管疾病，使饮食控制失败。

◆ 误区三：只吃粗粮不吃细粮

粗粮含有较多的膳食纤维，有降糖、降脂、通大便的功效，对身体有益。但如果吃太多的粗粮，就可能增加胃肠负担，影响营养

素的吸收,长此以往会造成营养不良。另外,一些粗粮中含植酸较多,会影响体内其他营养素的代谢。因此,无论吃什么食物,都应当适度。

◆ 误区四：不能吃水果

水果中含有很多微量元素,如铬、锰,对提高体内胰岛素活性有很好的帮助。糖尿病饮食治疗需要合理、均衡的膳食结构,吃水果同样可以补充机体需要的营养素。只是水果一般含糖较高,需要在血糖得到控制的情况下,适量进食。

◆ 误区五：注射胰岛素后不需要控制饮食

这种观点是完全错误的。因为胰岛素治疗的目的是为了平稳地控制血糖,胰岛素的使用量必须在饮食固定的基础上才可以调整,如果不控制饮食,血糖会更加不稳定。因此,胰岛素不但需要配合饮食治疗,而且非常必要。

◆ 误区六：吃多后增加药量就可控制血糖

糖尿病患者有时耐不住饥饿,忍不住会多吃,饭后他们采取自行加大原来的服药剂量的方法,误认为进食量增加了,多吃点降糖药可把多吃的食物抵消。实际上,这样做不但使饮食控制形同虚设,而且加重了胰腺负担,还增加了低血糖及药物毒副作用发生的可能性,非常不利于病情的控制和血糖的稳定。

◆ 误区七：少吃一顿可以不吃药

有些糖尿病患者自作主张少吃一顿饭,认为不吃饭就不用服降糖药了。其实,服降糖药的目的不仅仅是为了抵消饮食所导致的高血糖,还为了降低体内代谢和其他升高血糖的激素所致的高血糖。不按时吃饭还容易导致餐前低血糖,容易发生危险;同时由于少吃了一餐,必然导致下一餐的饮食摄入量增大,导致血糖控制不稳定。因此,糖尿病患者应按时、规律地服药和吃饭。

第四节　降糖药粥

◆ 黑芝麻小米粥

【材料】黑芝麻 30 克，小米 100 克。

【做法】将黑芝麻淘洗干净，晒干，放入铁锅，用小火或微火炒熟出香，研成细粉末，备用。将小米淘洗干净，放入砂锅，加适量水，先用大火煮沸，再改用小火煨煮 1 小时，待小米酥烂粥稠时调入黑芝麻即成。

【用法】早晚分食。

【功效】补益肝肾，润燥止渴，降血糖。主治肾阴亏虚、胃燥津伤型糖尿病，对中老年糖尿病患者伴发自主神经功能紊乱所致的便秘尤为适宜。

◆ 菠菜根粥

【材料】鲜菠菜根 250 克，鸡内金 10 克，大米适量。

【做法】将菠菜根洗净，切碎，与鸡内金加水适量煎煮半小时，再加入淘净的大米，煮烂成粥。

【用法】早、晚 2 次分服。

【功效】利五脏，止渴润肠。适用于各型糖尿病。

◆ 麦冬生地粥

【材料】麦冬 15 克，生地黄 20 克，小米 60 克。

【做法】将麦冬、生地黄分别拣杂，洗净，切成片或小段，备用。小米淘洗干净后放入砂锅，加水适量，大火煮沸后改用小火煨煮至粥稠，粥将成时加麦冬、生地黄，拌匀，再继续煨煮 10 分钟即成。

【用法】早晚 2 次分服。

【功效】滋阴凉血，生津止渴，降血糖。适用于燥热伤肺、肾阴亏虚型糖尿病。

◆ 山药木耳粥

【材料】山药 20 克，黑木耳（水发）30 克，粳米 60 克。

【做法】将山药打成细粉；黑木耳用 45℃温水浸泡，撕成瓣状；粳米淘洗干净。将粳米、黑木耳同放砂锅内，加水 600 毫升，置武火烧沸，再用文火煮 25 分钟，加入山药粉，再煮 15 分钟即成。

【用法】每日 1 次，早餐食用。

【功效】滋阴润肺，调节血糖。适用于糖尿病脾胃虚弱患者。

◆ 玉米粥

【材料】玉米粉 150 克，山药 100 克。

【做法】将山药上笼蒸熟后再剥皮切成小丁块。玉米粉用沸水调成厚糊，砂锅内放入 1000 克清水，上火烧开，用竹筷拨入玉米糊，小火慢慢熬煮至熟后加入山药丁块，一同煮成粥即可食用。

【用法】早晚分食。

【功效】滋阴清胃。适用于胃燥津伤型糖尿病。

◆ 山药菠菜粥

【材料】山药（干品）20 克，菠菜 250 克，粳米 250 克，食盐适量。

【做法】将菠菜洗净，在沸水中烫一下，切段；山药泡软，切片。粳米淘净，与山药置砂锅内，加水适量，煎熬至粳米熟时，将菠菜放入粥中，继续煎熬直至成粥时，加盐，停火。

【用法】当饭吃。

【功效】养血润燥，降低血糖。适用于贫血，大便秘结及高血压，高血脂，糖尿病等。

◆ 薏苡仁冬瓜小米粥

【材料】薏苡仁 30 克，新鲜连皮冬瓜 250 克，小米 60 克。

【做法】将冬瓜洗净，冬瓜皮切成粗粒，放入纱布袋中，扎口备用。再将冬瓜肉及瓤切成 1 厘米见方的小块，待用。将薏苡仁、小米淘洗干净，放入砂锅，加适量水，大火煮沸后加入冬瓜皮药袋及冬瓜小块，改用小火煨煮 40 分钟，取出冬瓜皮药袋，再煮至薏苡仁、小米熟烂后即成。

【用法】早晚分食，当日吃完。

【功效】清热除烦，生津止渴，降血糖。适用于燥热伤肺型糖尿病，对伴发肥胖症、高脂血症等病者尤为适宜。

◆ 苦瓜粥

【材料】苦瓜 150 克，小米 60 克。

【做法】将苦瓜洗净，去蒂、柄及籽，连瓤、皮切碎，与淘净的小米同入砂锅，加水适量，先用大火煮沸，再改用小火煨煮至粥稠，即成。

【用法】早晚 2 次分服。

【功效】清暑降热，降血糖。适用于各种类型的糖尿病。

◆ 山药茯苓粥

【材料】山药 30 克，茯苓 30 克，粳米 100 克，食盐 3 克。

【做法】将粳米、山药、茯苓淘洗干净，放入砂锅内，加水适量，将锅置武火上烧开，煎熬至烂成粥，加入食盐拌匀即成。

【用法】早餐食用。

【功效】健脾益气，调节血糖。适用于各型糖尿病。

◆ 笋米粥

【材料】鲜竹笋 1 个，大米 100 克。

【做法】将鲜竹笋脱皮切片，与大米同煮成粥。

【用法】每日 1 次，佐餐食用。

【功效】清热，宣肺，利湿。适用于各型糖尿病，也适用于久泻、久痢、脱肛等症。

◆ 南瓜麦麸粥

【材料】青嫩南瓜 250 克，麦麸 50 克，小米 50 克。

【做法】将南瓜洗净，切成小方块，入砂锅，加水煮至六成熟时调入洗净的小米，煮沸后加麦麸，充分拌和均匀，煮熬至小米熟烂即成。

【用法】早、晚 2 次分服，亦可随一日三餐服食，当日吃完。

【功效】滋阴补肾，健脾止渴，降血糖。主治各种类型的糖尿病，可作为中老年糖尿病患者的保健食疗粥。坚持长期服食，不仅有助于降低血糖，对合并高血压病、高脂血症、肥胖症、动脉粥样硬化等病症亦有较好的防治效果。

◆ 百合绿豆粥

【材料】百合 20 克，绿豆 50 克，粳米 150 克。

【做法】将百合、绿豆洗净，去泥沙；粳米淘洗干净。将绿豆、百合、粳米同放砂锅内，加水 600 毫升，武火烧沸，再用文火煮 35 分钟即成。

【用法】早餐食用。

【功效】清暑生津，调节血糖。适用于暑日烦渴，疮毒疖肿，高血糖等症。

◆ 车前子粥

【材料】车前子 15 ~ 30 克，粳米 100 克。

【做法】将车前子用布包好后煎汁，再将粳米入煎汁中同煮为粥。

【用法】每日 2 次，早晚温热食用。

【功效】健脾祛湿，化痰止咳。适用于糖尿病并发气管炎属脾虚湿盛者。

◆ 魔芋粥

【材料】魔芋精粉 2 克，小米 50 克。

【做法】将小米淘洗干净，放入砂锅，加足量水，用火煮沸后改用小火煨煮成稀粥，粥将成时调入魔芋粉，充分拌和均匀，继续用小火煨煮 15 分钟即成。

【用法】早晚分服，当日吃完。

【功效】健脾和胃，养阴润燥。适用于胃燥津伤型糖尿病。

◆ 山药萸肉粥

【材料】怀山药 60 克，山茱萸 30 克，粳米 100 克。

【做法】先将怀山药、山茱萸煎取浓汁，去渣，再与粳米煮成稀粥。

【用法】每日 1 次，佐餐食用。

【功效】滋阴固肾。适用于各型糖尿病。

◆ 白茯苓粥

【材料】白茯苓粉 15 克，粳米 100 克，食盐 2 克，胡椒粉 3 克。

【做法】将粳米淘洗干净，加入茯苓粉，放入砂锅内，加水适量，置灶上，先用武火烧开，后改文火，煎熬至米烂，放入食盐、胡椒粉即成。

【用法】早餐食用。

【功效】健脾利湿，降血糖。适用于各型糖尿病。

◆ 沙参枸杞粥

【材料】沙参15克，枸杞子15克，粳米60克。

【做法】将沙参润透，切薄片；枸杞子去杂质、果柄，洗净；粳米淘洗干净。将沙参、枸杞子、粳米同放锅内，加水800毫升，用武火烧沸，再用文火煮35分钟即成。

【用法】每日1次，佐餐食用。

【功效】补气血，降血糖。适用于各型糖尿病。

◆ 人参薏米粥

【材料】人参10克，薏苡仁50克，盐2克。

【做法】人参润透，切薄片，薏苡仁洗净，置砂锅内，加水800毫升。将炖锅置武火上烧沸，再用文火煮35分钟即成。

【用法】每日1次，佐餐食用。

【功效】补气血，健脾除湿，调节血糖。适用于各型糖尿病。

◆ 生地益母草粥

【材料】鲜益母草汁10克，鲜生地黄汁40克，鲜藕汁40克，粳米100克。

【做法】先以粳米煮粥，待米熟时，加入上述诸药汁，煮成稀粥即可。

【用法】每日2次，温服。

【功效】滋阴消瘀，解渴除烦。适用于各型糖尿病及妇女月经不调，功能性子宫出血，产后血晕，瘀血腹痛，以及吐血、咳血等症。

第五节　降糖菜谱

◆ 山药炒胡萝卜

【材料】山药（鲜品）300 克，胡萝卜 300 克，料酒 10 克，姜 5 克，葱 10 克，盐 3 克，素油 35 克。

【做法】将山药去皮，切成 4 厘米长的丝；胡萝卜去皮，洗净，切 4 厘米长的丝；姜切丝，葱切段。将炒锅置武火上烧热，加入素油，烧六成热时，下入姜、葱爆香，再下入山药、胡萝卜、料酒炒熟，加入盐即成。

【用法】每日 1 次，佐餐食用。

【功效】健脾明目，降低血糖。适用于各型糖尿病。

◆ 山药枸杞煲苦瓜

【材料】枸杞子 30 克，苦瓜 150 克，山药、猪瘦肉各 50 克，植物油、葱、姜、清汤、料酒、精盐、五香粉各适量。

【做法】将山药、枸杞子分别洗净，山药切成片，盛入碗中备用。苦瓜洗净，去蒂及瓤、籽后，切成小块备用。猪肉洗净，切成薄片备用。将炒锅置火上，加植物油适量，烧至六成热时，先放入备好的猪肉片，以中火煸炒，加葱花、姜末，待猪肉变色出香后，加入苦瓜片、山药片、枸杞子以及清汤适量，用大火煮沸，加料酒适量，改用中火煨煲 30 分钟，待肉片熟烂，加精盐、五香粉各少许，拌匀即成。

【用法】当菜佐餐，适量食用。

【功效】补肾益肺，止消渴，降血糖。适于各类糖尿病患者佐餐食用，尤其适合于肾阴亏虚型糖尿病患者食用。

◆ 山药炖猪蹄

【材料】鲜山药 250 克，猪蹄 4 个（1 千克左右），食盐 5 克。

【做法】将猪蹄拔去毛桩，洗净，用刀划口，待用；山药切块。将山药和猪蹄放入锅中，加水适量和食盐少许，先用武火烧沸，再用文火炖熬，直至熟烂即成。

【用法】可分餐吃猪蹄肉喝汤，佐餐食用。

【功效】补血消肿，降血糖。适用于血虚四肢疼痛，疮疡肿痛，糖尿病等。

◆ 南瓜煮牛肉

【材料】南瓜 250 克，山药 50 克，天花粉 30 克，牛肉 60 克，植物油、葱、姜、精盐、料酒各适量。

【做法】将南瓜洗净后切成 2 厘米宽、3 厘米长的小块，放入碗中备用；牛肉洗净后，切成薄片备用；山药、天花粉洗净后烘干，研成极细粉末备用。将锅置火上，加植物油，大火烧至六成热时，投入牛肉块，煸炒后加入葱花、姜末，出香时，加料酒炒匀，再加南瓜块及清水约 800 毫升，大火煮沸后改用小火炖 30 分钟，再加山药、天花粉细末，拌和均匀，加精盐各少许，调味即成。

【用法】当菜佐餐，适量食用。

【功效】补中益气，生津止渴，降低血糖。适用于各种类型的糖尿病，尤其适合于中、老年人中医辨证为阴阳两虚、胃燥津伤型糖尿病。

◆ 苦瓜炒肉丝

【材料】苦瓜 250 克，猪瘦肉 500 克，大蒜 2 瓣，料酒、精盐、白糖、水淀粉、植物油各适量。

【做法】 将苦瓜洗净去蒂去籽切成丝，装入碗内，放入少许精盐拌匀；将大蒜洗净，捣成泥，备用；将瘦猪肉洗净切成丝，装入碗中，放入精盐、水淀粉拌匀备用。将锅烧热后，放入植物油，油烧热后，放入猪肉丝、大蒜泥、料酒，翻炒几下，再放入苦瓜丝、精盐、酱油、白糖，翻炒几下，装盘即成。

【用法】 当菜佐餐，适量食用。

【功效】 清热泻火，除烦止渴。适用于糖尿病症见口苦、心烦、神疲乏力、目赤者。

◆ 红烧山药

【材料】 山药 350 克，清汤 50 克，精盐、白糖、植物油各适量。

【做法】 将山药洗净，削皮，切成块状，放在笼中蒸熟。将炒锅烧热，放入植物油适量，放入山药块，煸炒一下，放入酱油、糖、精盐、清汤，用小火煨 20 分钟即可。

【用法】 当菜佐餐，适量食用。

【功效】 健脾益胃，补肾养肺。适用于糖尿病伴肺虚久咳，或肾虚遗精，或脾胃虚弱，食后腹胀者。

◆ 猪胰煲山药

【材料】 猪胰 1 个，山药 60 克，精盐适量。

【做法】 将猪胰、山药洗净，同入砂锅中，加水适量煎煮 30 分钟，加入精盐等调料即成。

【用法】 当菜佐餐，吃猪胰、山药，饮汤。

【功效】 益肾养阴，降低血糖。适用于肾阴亏虚型糖尿病。

◆ 香菇烧菜花

【材料】 菜花 250 克，香菇 25 克，鸡汤 150 克，花生油 10 克，淀粉、精盐、葱、姜各适量。

【做法】将香菇用温水泡发，洗净备用；菜花洗净，切成小块，用开水焯过备用。将花生油烧热后放入葱、姜，煸出香味，再放入精盐、鸡汤，烧开后将葱、姜捞出，再将香菇、菜花放入锅内，用文火稍煮后，淋入淀粉，翻匀即成。

【用法】当菜佐餐，适量食用。

【功效】益气健胃，强身壮骨。适用于糖尿病伴有动脉硬化、高脂血症或高血压病者，或者糖尿病患者证见腰膝酸软，胃纳不佳者。

◆ 葱花烧豆腐

【材料】豆腐 100 克，葱 30 克，植物油 10 克，酱油、食盐少许。

【做法】将豆腐切成 2 厘米见方的块，用开水烫一下备用。将葱洗净切成丁备用。锅内放油加热，放入葱丁炒出香味，放入酱油、食盐、清汤，烧开后倒入豆腐，大火收汁。

【用法】当菜佐餐，适量食用。

【功效】养阴润肺。适用于各型糖尿病。

◆ 清蒸茶鲫鱼

【材料】鲫鱼 500 克，绿茶适量。

【做法】将鲫鱼去鳃、内脏，洗净，腹内装满绿茶，放盘中，上蒸锅清蒸，熟透即可。

【用法】当菜佐餐，适量食用。

【功效】补虚，止烦消渴。适用于糖尿病口渴，多饮不止以及热病伤阴者。

◆ 扁豆炖公鸡

【材料】白扁豆 45 克，芡实、益智仁、薏苡仁各 30 克，公鸡 1 只

（重约 750 克）。

【做法】将白扁豆、益智仁、芡实、薏苡仁除去杂质，洗净备用。将活公鸡宰杀，去除毛及内脏，洗净后将上述四种中药填入鸡肚内，用针线缝合切口。入砂锅煮至鸡肉熟烂即可。

【用法】当菜佐餐，适量食用。

【功效】补益脾肾，益气止渴。适用于糖尿病脾肾亏虚，症见神疲乏力，脘腹胀满，腰膝酸软，面浮肢肿，口干舌燥，也适用于糖尿病并发蛋白尿者。

◆ 烩双菇

【材料】鲜蘑菇 250 克，鲜香菇 150 克，精制植物油 25 克，精盐、白糖、水淀粉各适量。

【做法】将鲜香菇去蒂洗净备用；鲜蘑菇洗净备用。将锅置火上烧热，放入精制植物油，油热后，放入香菇煸炒几下，再投入蘑菇，继续煸炒，加入精盐、白糖适量，待汤汁开时，稍煮，再用水淀粉勾芡即成。

【用法】当菜佐餐，适量食用。

【功效】补气益胃，健脾消食。适用于糖尿病伴有高血压或高脂血症者。

◆ 木耳海参炖大肠

【材料】木耳 30 克，海参 35 克，猪大肠 50 克，精盐 3 克，酱油 15 克。

【做法】将猪大肠翻开洗净，加水同木耳、海参炖熟，后入上述调味品即成。

【用法】每日 1 次，饮汤及佐餐食用。

【功效】益精血，补肾气，润肠燥。适用于各型糖尿病。

◆ 山药炒韭菜

【材料】山药（鲜品）300 克，韭菜 300 克，料酒 10 克，姜 5 克，葱 10 克，盐 3 克，素油 35 克。

【做法】将山药去皮，切成丝；韭菜去黄叶老梗，切 4 厘米长的段；姜切片；葱切段。将炒锅置武火上烧热，加入素油，烧六成热时，下入姜、葱爆香，再下入山药、韭菜、料酒、盐炒熟即可。

【用法】每日 1 次，佐餐食用。

【功效】温中散寒，行气解毒，降低血糖。适用于各型糖尿病胃虚患者。

◆ 芹菜炒黄鳝丝

【材料】芹菜 250 克，黄鳝丝 150 克，植物油、葱花、姜末、精盐、料酒、清汤各适量。

【做法】将芹菜拣净，洗好，切成段，用开水焯过。黄鳝丝洗净备用。将炒锅烧热，放入植物油适量，加葱花、姜末，略炒出香，放入黄鳝丝翻炒 1～3 分钟后加料酒，翻炒片刻后，加入芹菜段，急火翻炒片刻，加酱油、精盐及清汤各少许，大火快炒几下即成。

【用法】当菜佐餐，适量食用。

【功效】清热利湿，平肝降压，降血糖。适用于各种类型的糖尿病，尤其适用于糖尿病伴发高血压病，或糖尿病中医辨证分型为胃燥津伤者。

◆ 百合炖鳗鱼

【材料】新鲜百合、鲜山药各 60 克，活鳗鱼 450 克，精盐各适量。

【做法】将活鳗鱼宰杀，除去肠脏并清洗干净，晾干备用；再将鳗鱼与山药、百合一起放砂锅内，加清水适量，隔水炖热，加精盐等调味服食。

糖尿病
家庭防治法

【用法】当菜佐餐，适量食用。

【功效】清心安神，滋肾润肺。适用于糖尿病肺肾阴虚者。

◆ 鸡汤豆腐小白菜

【材料】豆腐100克，小白菜250克，鸡汤200克，精盐5克，姜丝3克。

【做法】将豆腐洗净，用开水烫一下，切成骨牌大小的方块；小白菜洗净切成寸段。鸡汤盛入锅中，加热，煮沸后，放入豆腐、小白菜，煮开，加入姜丝、精盐，旺火烧开，即可（鸡汤应撇掉浮油）。

【用法】当菜佐餐，适量食用。

【功效】清热降压，降血糖。适用于各型糖尿病。

◆ 山药炒猪腰

【材料】山药15克，猪腰1只，葱5克，生姜5克，料酒15克，盐少许，淀粉10克，植物油30克。

【做法】把猪腰一切两半，把白色臊腺除去，切成腰花；山药润软，切丝；葱切花，姜切丝。将猪腰放入碗内，加入淀粉、水调匀，放入盐、料酒。炒锅置大火上，加植物油，用中火烧至六成热时，下入葱、姜，煸香，放入猪腰、山药丝，炒熟即成。

【用法】当菜佐餐，适量食用。

【功效】滋补肝肾，养阴润燥。适用于肾阴亏虚型糖尿病。

◆ 枸杞黄精炖南瓜

【材料】枸杞子25克，黄精25克，老南瓜300克，料酒10克，姜5克，葱10克，盐3克，鸡油25克。

【做法】将枸杞子去杂质、果柄，洗净；黄精洗净，切薄片；南瓜去皮、瓤，切 4 厘米见方的块；姜拍松，葱切段。将枸杞子、黄精、老南瓜、料酒、姜、葱同放锅内，加水 1800 毫升，置武火烧沸，再用文火炖煮 45 分钟，加入盐、鸡油即成。

【用法】每日 1 次，佐餐食用。

【功效】滋补肝肾，养阴润燥。适用于肾阴亏虚型糖尿病。

◆ 猪心炖二参

【材料】新鲜猪心 1 个，党参、紫丹参各 30 克，精盐 1.5 克。

【做法】将猪心剖开洗净，与党参、紫丹参同放入砂锅中，加水适量，文火炖熟，加盐少许，调匀即可。

【用法】每日 1 次，饮汤食猪心，隔日 1 次。

【功效】益气养阴，活血通络。适用于各型糖尿病性冠心病属气阴两虚，瘀血痹阻者。

◆ 山药炒莴苣

【材料】鲜山药 300 克，莴苣 300 克，料酒 10 克，姜 5 克，葱 10 克，盐 3 克，素油 35 克。

【做法】将山药去皮，切成 3 厘米见方的片；莴苣去皮，切成 3 厘米见方的薄片；姜切片；葱切段。将炒锅置武火上烧热，加入素油烧六成热时，下入姜、葱爆香，再下入山药、莴苣、料酒炒熟，加入食盐即成。

【用法】每日 1 次，佐餐食用。

【功效】利五脏，降血糖。适用于各型糖尿病。

◆ 白果莲子猪肚

【材料】白果仁 30 克，猪肚 1 个（1000 克），莲子 40 粒，香油

35 克，食盐 5 克，葱 10 克，生姜 5 克，蒜 5 克。

【做法】将猪肚洗净。白果仁、莲子去心后装入猪肚内，用针线把口缝合，放入锅内，加清水，炖熟透后捞出晾凉，将猪肚切成细丝，同白果仁、莲子同放入盘中。将香油、食盐、葱、生姜、蒜与猪肚丝拌匀即成。

【用法】可单食，也可佐餐。

【功效】健脾益胃，补虚益气，调节血糖。适用于各型糖尿病。

◆ 萝卜炖猪肺

【材料】白萝卜 200 克，猪肺 100 克，砂仁 3 克，葱节 10 克，生姜 5 克，精盐 3 克，料酒 10 克。

【做法】把砂仁烘干，研成细粉；猪肺洗净，切成 4 厘米见方的块状；白萝卜洗净，切成 4 厘米见方的块状；姜拍松；葱切段。把猪肺、萝卜、砂仁、姜、葱、盐、料酒放入砂锅内，加水 1000 毫升。将炖锅置大火上烧沸，用小火再炖煮 50 分钟即成。

【用法】当菜佐餐，食萝卜、猪肺，喝汤。

【功效】清肺养阴润燥。适用于燥热伤肺型糖尿病。

◆ 百合芹菜煮豆腐

【材料】百合 30 克，芹菜 100 克，豆腐 250 克，葱花、姜末、五香粉、植物油、香油、精盐、湿淀粉各适量。

【做法】将百合洗净，再将芹菜去根、叶，洗净，下沸水锅中烫一下，捞出，切成小段（长约 1 厘米），盛入碗中，备用。将豆腐漂洗干净，切成 1 厘米见方的小块，待用。烧锅置于火上，加植物油，中火烧至六成热，加葱花、姜末煸炒出香，放入豆腐块，边煎边散开，加适量清汤，煨煮 5 分钟后加芹菜小段及百合，改用小火继续煨煮

15 分钟，加精盐、五香粉，拌匀，用湿淀粉勾薄芡，淋入香油即成。

【用法】当菜佐餐，适量食用，当日吃完。

【功效】养阴润肺，清热降压，降血糖。适用于燥热伤肺型糖尿病，对糖尿病并发高血压病的中老年患者尤为适宜。

◆ 香干炒葱头

【材料】洋葱头 3 个（约 300 克），香干 3 块，酱油、精盐适量。

【做法】将葱头洗净，剥去外皮，切去根头，用温水浸泡一下，取出后切成丝盛入碗中，加少许精盐揉搓，腌渍 10 分钟，备用。将香干洗净，剖成片，切成细丝。炒锅置火上，加植物油，中火烧至七成热时下洋葱丝，急火翻炒，同时加香干丝，加酱油、精盐熘炒片刻即成。

【用法】当菜佐餐，随膳分食，当日吃完。

【功效】健胃宽胸，生津止渴，行气降糖。适用于阴阳两虚型糖尿病。

◆ 萝卜煲鲍鱼

【材料】鲜萝卜 250 ～ 300 克，干鲍鱼 20 ～ 25 克。

【做法】将干鲍鱼泡发，鲜萝卜去皮。置砂锅于火上，放入清水及鲍鱼、萝卜，共同煲汤服食。

【用法】佐餐食用，吃菜、吃鱼肉，喝汤。

【功效】滋阴清热，宽中止渴。适用于各型糖尿病。

◆ 山药炒豆芽

【材料】山药 12 克，黄豆芽 100 克，枸杞子 12 克，素油 30 克，葱段 10 克，精盐 3 克，食醋 3 克。

【做法】黄豆芽洗净，去须根；山药润透，切成丝；枸杞子洗净，去杂质；葱切成花。把炒勺置中火上烧热，加入素油，六成熟时，下入葱花爆香，随即下入豆芽、醋、枸杞子、山药丝，炒熟即成。

【用法】每日1次，佐餐食用。

【功效】补肾明目，健脾除湿。适用于各型糖尿病。

◆ 枸杞子豆腐炖鱼头

【材料】枸杞子50克，白扁豆30克，草鱼头1个，清汤800毫升，豆腐250克，酱油、绍酒、精盐、葱、姜各适量。

【做法】将枸杞子、白扁豆分别除去杂质，冲洗干净，并且用温开水浸泡1小时。鱼头去鳃洗净放入碗中，将酱油、绍酒、精盐备适量抹在鱼头上，腌渍30分钟，用清水冲洗一下，移入大蒸碗内，放入切成小块的豆腐、葱花、姜末，并将浸泡的枸杞子、白扁豆分散放入蒸碗内，加清汤800毫升，上笼屉熏30分钟，待鱼头、白扁豆熟烂后，取出，调味即成。

【用法】当菜佐餐，适量食用。

【功效】滋补肝肾，健脾益肾，降低血糖。适用于各种类型的糖尿病，尤其适合于中、老年人阴阳两虚，胃燥津伤型糖尿病。

◆ 杞子韭菜炒虾仁

【材料】枸杞子30克，虾仁50克，韭菜150克，葱、姜、料酒、食盐各适量。

【做法】将枸杞子拣杂洗净后，用温开水浸泡片刻，滤去水分，备用。虾仁洗净后，盛入碗中。韭菜拣杂洗净后，码齐，切成段。炒锅置火上并加植物油，大火烧至六成热时，投入葱花、姜末煸炒出香，再加入虾仁，急火熘炒，烹入料酒，加韭菜段、枸杞子，翻炒片刻，加食盐，炒匀入味，即成。

【用法】佐餐当菜，随意服食，吃韭菜、虾仁，嚼食枸杞子。

【功效】补益肝肾，滋养气血，降血糖。适用于肾阴亏虚、阴阳两虚型糖尿病。

◆ 红焖羊肉

【材料】瘦羊肉 80 克，胡萝卜 20 克，芹菜 20 克，番茄酱少许，香叶少许，烹调油 10 克，食盐、胡椒粉、洋葱少许。

【做法】瘦羊肉切成 2 厘米见方的块，用开水烧 5 分钟，捞出备用；将胡萝卜、芹菜切成 2 厘米长的条，洋葱切块。锅内放油，烧热，放入洋葱、香叶炒出香味，放入番茄酱炒约 1 分钟，放 150 克清汤烧开，加入羊肉、食盐，中火炖至八成熟，放入胡萝卜、芹菜，大火炖熟，放胡椒粉出锅即可。

【用法】当菜佐餐，适量食用。

【功效】益肾养神，滋阴养胃。适用于各型糖尿病。

◆ 生地葛根炖猪尾

【材料】生地黄 30 克，葛根 9 克，猪尾 200 克，葱 10 克，姜 5 克，绍酒 10 克，盐 5 克。

【做法】将猪尾毛用镊子夹净，洗后，切 3 厘米段；葱切段；姜拍松；生地黄切片；葛根洗净。把猪尾、姜、葱、绍酒、盐、葛根、生地黄放入砂锅内，加上汤（或清水）1000 克入砂锅内，用武火炖沸，再用文火炖煮 1 小时即成。

【用法】每日 1 次，佐餐食用，每次食猪尾 30 ~ 50 克。

【功效】滋阴润肺，清热解毒。适用于阴虚、肺热伤津型糖尿病患者。

◆ 凉拌鲜芦笋

【材料】新鲜芦笋 150 克，葱、姜、红糖、食盐、香油各适量。

【做法】将芦笋洗净后切成丝，放入沸水锅中烫 3 分钟，捞出晾干，置入盘中，再加入适量葱花、姜末、红糖、精盐，拌和均匀，淋入香油即成。

【用法】当菜佐餐，适量食用。

【功效】益气补虚，宁心解烦，止渴降糖。适用于阴虚阳浮型糖尿病。

◆ 沙参枸杞炒猪瘦肉

【材料】沙参 30 克，枸杞子 25 克，猪瘦肉 250 克，西芹 100 克，料酒 10 克，干淀粉 25 克，鸡蛋清 1 个，姜 5 克，葱 10 克，盐 3 克，素油适量。

【做法】将沙参润透，切薄片；枸杞子去杂质、果柄，洗净；猪瘦肉洗净，切 4 厘米长的丝；西芹洗净，切 4 厘米长的丝；姜切丝；葱切段。猪肉放入碗中，加入干淀粉、蛋清，抓匀，备用。将炒锅置武火上烧热，加入素油，烧六成热时，下入姜、葱爆香，再下入猪肉、料酒，炒变色，加入西芹、沙参片、枸杞子，炒熟，加入适量盐即成。

【用法】每日 1 次，佐餐食用。

【功效】滋阴补肾，调节血糖。适用于各型糖尿病。

◆ 天冬鲜藕煲兔肉

【材料】天冬 20 克，鲜藕 200 克，兔肉 200 克，绍酒 10 克，姜 5 克，葱 10 克，盐 5 克，胡椒粉 3 克。

【做法】把天冬洗净、切片；鲜藕洗净，切1厘米见方的块；兔肉洗净切3厘米见方的块；姜拍松；葱切段。把素油50克放入炒勺内加热，放入葱、姜煸香，加入兔肉炒变色，加水600毫升，加入绍酒、盐，用中火烧沸，再用文火煲至汤浓稠时即成。

【用法】每日1次，佐餐食用。每次吃兔肉30～50克。

【功效】滋阴润肺，清热生津。适用于肺热伤津型糖尿病患者。

◆ 蘑菇什锦

【材料】鲜蘑菇25克，胡萝卜50克，荸荠50克，香菇、冬笋、黄瓜、腐竹各20克，木耳10克，鸡汤500克，淀粉20克，绍酒10克，香油15克，精盐、白糖、姜各适量。

【做法】将鲜蘑菇、香菇、冬笋、胡萝卜、黄瓜洗净，切成薄片备用；腐竹烫泡后切成小段备用；荸荠去皮，切成圆片备用。将锅置炉上，放入鸡汤，倒入上述备好的主料，用武火烧开后，放入精盐、姜、绍酒、白糖，用文火煨入味后收汁，淋芡，翻匀，放入香油后，装盘。

【用法】当菜佐餐，适量食用。

【功效】补气和中，清热生津。适用于糖尿病伴高脂血症或高血压病者。

◆ 黄精山药炖猪肘

【材料】黄精15克，山药30克，猪肘1只（约500克）。

【做法】将黄精、山药洗净，并用温水润透，分别切成片，放入碗中，备用。将猪肘刮去残毛，洗净，放入沸水锅中烫透，取出后剔去骨头，待用。取一大碗，加入料酒、葱花、姜末、精盐、酱油并拌匀，再将猪肘放入，揉抹均匀，腌渍30分钟。砂锅置火上，加清水（或清汤）2000 毫升，将腌渍过的猪肘放入，加黄精、山药片，先用大火煮沸，再改用小火煨炖 1 小时，待猪肘透烂，加精盐、五香粉各适量，再煮至沸，即成。

【用法】佐餐当汤，随意服食。吃猪肘，喝汤，嚼食黄精、山药片。

【功效】滋阴补血，止渴降糖。适用于各型糖尿病。

◆ 天冬蒸白鹅

【材料】天冬 15 克，白鹅肉 250 克，料酒 10 毫升，上汤 300 毫升，葱、姜、盐、酱油各适量。

【做法】鹅肉洗净，切成 2 厘米宽、4 厘米长的块，葱切段，姜切片。酱油、盐、料酒合并调匀，抹在鹅肉上，上面放入天冬，置蒸锅内，加上汤 300 毫升，置蒸笼用大火蒸 1 小时即成。

【用法】当菜佐餐，适量食用。

【功效】生津补虚，和胃止渴。适用于各型糖尿病。

◆ 黄精煲兔肉

【材料】黄精 20 克，麦冬 15 克，兔肉 150 克，火腿肉 50 克，香菇 15 克，葱、姜、料酒、食盐、五香粉各适量。

【做法】将黄精、麦冬分别洗净，切成片备用；兔肉洗净，切成小块状；火腿肉洗净，切成薄片，盛入碗中。香菇用温水发透，洗净后切成两半，与兔肉块、火腿肉片、黄精和麦冬片同放入煲锅内，加清汤（或鸡汤）适量，再加清水、料酒、葱花、姜末等调料，先用大火煮沸，改用小火煨煲 1 小时，待兔肉酥烂，加精盐、五香粉适量，再煮至沸，即成。

【用法】佐餐当菜，随意服食。

【功效】润肺生津，除烦止渴，降血糖。适用于燥热伤肺、胃燥津伤型糖尿病。

◆ 枸杞肉丝

【材料】枸杞子 100 克，猪瘦肉 500 克，青笋 100 克，猪油 100 克，食盐、白糖、料酒、酱油、香油各适量。

【做法】将肉洗净，切成 5 厘米长的丝；青笋也切成同样长的丝；枸杞子洗净待用。将炒锅加猪油烧热，再将肉丝、笋丝同时下锅，加入料酒、糖、酱油、食盐搅匀，放入枸杞，翻炒几下，淋入香油，炒熟即可。

【用法】当菜佐餐，适量食用。

【功效】滋阴补肾。适用于各型糖尿病。

◆ 沙参天冬蒸鲫鱼

【材料】沙参、天冬各 10 克，鲫鱼 100 克，料酒 10 毫升，葱、姜、食盐适量。

【做法】鲫鱼去鳃、鳞、内脏，沙参、天冬洗净切片，葱、姜切丝。天冬、沙参加水 50 毫升，上笼蒸 30 分钟后取出。将料酒、盐抹在鱼身上，放入蒸锅内，天冬、沙参片放在鱼身上，药液倒入盘内，再把葱姜放到鱼身上，置大火蒸 12 分钟即可。

【用法】当菜佐餐，适量食用。

【功效】滋阴补气。适用于各型糖尿病。

◆ 党参葛根蒸鳝鱼

【材料】党参 15 克，葛根 15 克，黄鳝 2 尾，葱、姜、高汤、食盐、酱油适量。

【做法】先把姜、葱、党参切成片，再将已经处理干净的黄鳝切成段儿，将它们连同葛根一起放入碗中，再加入盐、绍酒、酱油拌匀腌制 30 分钟,加入高汤 300 毫升,放入蒸锅用大火蒸 25 分钟即可。

【用法】当菜佐餐,适量食用。

【功效】滋阴补气。适用于各型糖尿病。

◆ 枸杞黄精炖白萝卜

【材料】枸杞子 25 克,黄精 25 克,白萝卜 300 克,料酒 10 克,姜 5 克,葱 10 克,盐 3 克。

【做法】将枸杞子去杂质、果柄,洗净;黄精洗净,切薄片;白萝卜去皮,切 4 厘米见方的块;姜拍松;葱切段。将枸杞子、黄精、白萝卜、料酒、姜、葱同放锅内,加水 1800 毫升,置武火烧沸,再用文火炖煮 45 分钟,加入食盐即成。

【用法】每日 1 次,佐餐食用。

【功效】健胃消食,降低血糖。适用于糖尿病消化不良者。

◆ 沙参枸杞炖乌鸡

【材料】沙参 30 克,枸杞子 20 克,乌骨鸡 1 只（1000 克）,料酒 10 克,姜 5 克,葱 10 克,盐 3 克。

【做法】将沙参润透,切 3 厘米长的段;枸杞子洗净,去杂质、果柄;乌鸡宰杀后,去毛、内脏及爪;姜拍松;葱切段。将沙参、枸杞子、乌鸡、葱、姜、料酒同放砂锅内,加入清水 2800 毫升,置武火烧沸,再用文火炖煮 35 分钟,加入食盐即成。

【用法】每日 1 次,佐餐食用。

【功效】滋阴补肾,明目。适用于各型糖尿病。

◆ 肉苁蓉炖羊肾

【材料】肉苁蓉 30 克,羊肾 1 对,食盐、白糖、葱、姜、蒜等适量。

【做法】将肉苁蓉用冷水快速冲淋后,放入锅内,加水适量,煎煮两次，得煎液。将羊肾剖开，去除筋膜臊腺，放入锅内，加入肉苁蓉药液。将锅置于旺火上，烧沸后，改用小火煮至羊肾熟烂，加入调味品即可。

【用法】当菜佐餐，适量食用。

【功效】补肾益精，壮阳强身。适用于糖尿病肾阴亏虚型。

◆ 党参葛根蒸鳗鱼

【材料】党参15克，黄芪15克，葛根30克，鳗鱼1条（约500克），葱、姜、酱油、料酒、食盐各适量。

【做法】将鳗鱼洗净，去内脏及鳃板，备用。党参、黄芪、葛根分别洗净，切成片，待用。将鳗鱼放在蒸盆内，将由葱花、姜末、酱油、料酒等调配好的汁液均匀揉抹在鳗鱼体表及腹内，腌渍30分钟，然后将党参、黄芪、葛根片均匀放在鳗鱼体表及四周，加入清汤（或鸡汤）250毫升，将蒸盆置笼屉内，用大火蒸25分钟即成。取出后，加精盐少许调味。

【用法】佐餐当菜，随意服食。

【功效】滋阴补气，止渴降糖。适用于各型糖尿病。

◆ 杜仲腰子蒸蚕茧

【材料】杜仲粉15克，猪腰2只，带蛹蚕茧10枚，料酒、葱、姜、酱油、盐各适量，鸡汤200毫升。

【做法】猪腰洗净，一切两半，除去白色膜腺，切成腰花，带蛹蚕茧洗净，葱、姜切丝。猪腰花放入蒸锅内，加入杜仲粉、料酒、盐、葱、姜、酱油、蚕茧，拌匀，加入鸡汤200毫升，置蒸笼内，大火蒸35分钟即成。

【用法】当菜佐餐，适量食用。

【功效】补益肝肾，止渴缩尿。适用于各型糖尿病。

◆ 天麻炖鱼头

【材料】天麻 45 克，川芎 15 克，茯苓 30 克，生黄芪 50 克，鲜鲤鱼 1 尾（重约 750 克），葱、姜、黄豆粉、清汤、食盐、白糖、香油各适量。

【做法】将鲜活鲤鱼一条宰杀，去除鱼鳞、鳃和内脏，洗净备用。将川芎、茯苓、生黄芪切成片，用第二次米泔水浸泡，再加入天麻泡 4 ～ 6 小时，捞出天麻置米饭上蒸透，切成片待用。将蒸好的天麻片放入鱼头和鱼腹中，置盆内，然后放入葱、生姜，加入适量清水后，上笼蒸大约半小时。鱼蒸好后，拣去大葱和生姜，另用黄豆粉、清汤、食盐、白糖等烧开勾芡，香油烧开浇在天麻鱼身上即成。

【用法】当菜佐餐，适量食用。

【功效】平肝息风，行气活血。适用于糖尿病合并高血压、中风者，症见口渴口干，肢体麻木，两眼干涩，头痛头晕者。

◆ 玄参炖猪肝

【材料】玄参 30 克，猪肝 450 克，植物油、生姜片、大葱丝、酱油、黄酒、水豆粉各适量。

【做法】将玄参洗净，切成薄片，装入纱布袋内扎紧备用。把猪肝与玄参一起放入砂锅内，加水适量，煮 1 小时，捞出，切成薄片备用。将炒锅烧热，加入植物油适量，待油烧至六成热时，放入生姜片、大葱丝炒煸后，再放入猪肝片，加酱油、黄酒少许，兑入原汤少许，收汁，勾入水豆粉，汤汁透明即成。

【用法】当菜佐餐，适量食用。

【功效】养阴益肝，清肝明目。适用于老年糖尿病，症见两目干涩，口舌干燥，心烦口渴，视物昏花者。

第六节　降糖靓汤

◆ 山药南瓜汤

【材料】山药 250 克，青嫩南瓜 250 克，葱、姜、植物油各适量。

【做法】将山药去须根，洗净，将外表皮刮去薄薄一层，尽量保持黏液质，并剖条、切成小块状；或将山药洗净后连皮切碎，捣绞成糊状，备用。青嫩南瓜洗净后，切成 2 厘米宽、4 厘米长的条，备用。炒锅置火上，加植物油，烧至六成热时，加葱花、姜末，煸炒出香，加清水 2000 毫升，放入南瓜条，以中火煨煮 20 分钟，再加入山药小块（或山药糊），改用小火继续煨煮 10 分钟，使汤呈稠黏状即成。

【用法】随餐作主食，早、中、晚三餐食用，当日吃完，并减少主食摄入量。

【功效】益气养血，止消渴。适用于各型糖尿病。

◆ 猪胰荠菜汤

【材料】荠菜 50 克，猪胰 1 具，料酒 10 克，鸡蛋 1 个，淀粉20 克，精盐 5 克，葱段 10 克，生姜 5 克，酱油 10 克，植物油 30 克。

【做法】把荠菜洗净；猪胰洗净，切成薄片；姜切丝；葱切花。把猪胰片放于碗内，加入料酒、淀粉、盐、酱油、鸡蛋，加清水拌成稠状。把锅置中火上烧热，加入植物油待烧至六成热时，下入姜、葱煸香，加入上汤 500 毫升，烧沸。下入猪胰，加入荠菜煮

5 分钟即成。

【用法】当菜佐餐，适量食用。

【功效】滋阴养胃。适用于胃燥津伤型糖尿病。

◆ 蚌肉豆腐汤

【材料】新鲜蚌肉 150 克，豆腐 250 克，葱 5 克，料酒 10 克，精盐适量。

【做法】将新鲜蚌肉洗去泥沙，切成块状，放入汤锅内，加水大约 800 毫升，煮沸后，放入料酒，文火再煮 5 分钟；将豆腐切成小块，放入汤内，武火烧开后，将洗净切好的葱花撒入汤内，加入精盐即成。

【用法】当汤佐餐，适量食用。

【功效】除烦止渴，明目解毒。适用于糖尿病症见烦渴不止，目赤肿痛者。

◆ 鲤鱼赤小豆汤

【材料】鲤鱼 1 条，赤小豆 120 克，陈皮 6 克。

【做法】将上 3 味共煲烂即成。

【用法】每 3 日 1 次，吃肉喝汤，连用 7 次。

【功效】清热解毒，利水消肿。适用于热毒内蕴型糖尿病。

◆ 南瓜绿豆汤

【材料】老南瓜 100 克，绿豆 50 克，食盐 5 克。

【做法】先将绿豆洗净和食盐拌合略腌一会。南瓜削去老皮，除去瓜瓤，洗净切成 2 厘米方块。锅内加水约 500 毫升，先下绿豆，武火烧开煮 15 分钟，再加些水加入南瓜，文火煮 20 分钟左右至绿豆开花即成。

【用法】喝汤食瓜豆，可每天服一二次。

【功效】清热润燥，健脾止渴。适用于糖尿病，口渴多饮善饥，以及夏季伤暑心烦口渴，身热尿赤等。

◆ 海带萝卜羊肾汤

【材料】海带 25 克，白萝卜 250 克，羊肾 1 对，湿淀粉、精盐、葱花、姜末、料酒、植物油、五香粉各适量。

【做法】将海带用清水泡发，洗净，切成小片状。萝卜洗净切成 2 厘米左右的小块，放入碗中。将羊肾剖开去膜腥洗净切成薄片，放入碗中，用湿淀粉、精盐、葱花、姜末、料酒拌匀的汁液抓芡揉渍数分钟，备用。用武火将炒锅烧热，加植物油烧至六成热时，加葱花、姜末煸炒出香，加清汤大约 1600 毫升，烧沸后加萝卜用中火煨煮 20 分钟后加海带片，继续煨煮 10 分钟；再加羊肾片，不断拌和，再加精盐、五香粉适量，5 分钟后起锅即成。

【用法】当汤佐餐，适量食用。

【功效】益气补虚，降血糖，降血脂。适用于 1 型糖尿病。

◆ 山药羊肉萝卜汤

【材料】山药 50 克，草果 5 克，羊肉 500 克，豌豆 100 克，萝卜 300 克，生姜 10 克，香菜 10 克，胡椒 2 克，食盐 3 克，醋 10 克。

【做法】将羊肉洗净，切成 2 厘米见方的小块；豌豆择干净，淘洗净；萝卜切成 3 厘米见方的小块；山药泡软切片；香菜洗净，切段。将草果、山药、羊肉、豌豆、生姜放入砂锅内，加水适量，置武火上烧开，然后文火煎熬 1 小时，再放萝卜块煮熟。放入香菜、醋、胡椒、食盐，装碗即成。

【用法】每日 1 次，用粳米饭佐食。

【功效】清胃消食，降低血糖。适用于各型糖尿病。

◆ 猪胰荠菜汤

【材料】荠菜 50 克，猪胰 1 具，料酒 10 克，鸡蛋 1 个，淀粉 20 克，精盐 5 克，葱段 10 克，生姜 5 克，酱油 10 克，植物油 30 克。

【做法】把荠菜洗净；猪胰洗净，切成薄片；姜切丝，葱切花。把猪胰片放于碗内，加入料酒、淀粉、盐、酱油、鸡蛋，加清水拌成稠状。把锅置中火上烧热，加入植物油待烧至六成热时，下入姜、葱煸香，加入上汤 500 毫升，烧沸。下入猪胰，加入荠菜煮 5 分钟即成。

【用法】当汤佐餐，适量食用。

【功效】滋阴养胃。适用于胃燥津伤型糖尿病。

◆ 菠菜根银耳汤

【材料】新鲜菠菜根 120 克，银耳 30 克。

【做法】将菠菜根拣去杂质，洗净，银耳用温开水浸泡至变软，将二者同时放入锅中，加水适量煮 30 分钟即可。

【用法】当汤佐餐，适量食用。

【功效】滋阴润燥，软化血管。适用于糖尿病兼有脑血管硬化者。

◆ 猪脊羹

【材料】猪脊骨 1 具，红枣 120 克，莲子 60 克，木香 3 克，甘草 10 克。

【做法】将猪脊骨洗净剁碎，木香、甘草以纱布包裹，然后与红枣、莲子同放入砂锅中，加水适量，以文火炖煮 3 小时即可。

【用法】当汤佐餐，适量食用。

【功效】补阴益髓，清热生津。适用于各型糖尿病。

◆ 鸽子汤

【材料】雏鸽 2 只，枸杞子 30 克，鸡汤、精盐、糖、料酒、胡椒粉、姜、葱各适量。

【做法】将鸽子宰杀，除去毛、爪及内脏，洗净，每只剁成 5～6 块，投入开水中余透。枸杞子用适量温水洗净备用。将鸽肉块放在蒸碗中，放入已洗净的枸杞子和葱段、姜丝、精盐、糖、料酒，并添加适量的鸡汤，入笼蒸约 1 小时出笼，撒胡椒粉即可。

【用法】当汤佐餐，适量食用。

【功效】补气血，健脾胃。适用于糖尿病伴体虚乏力者。

◆ 番薯叶花粉冬瓜汤

【材料】番薯叶 100 克，天花粉 20 克，黄芪 20 克，冬瓜 250 克。

【做法】将冬瓜洗净，去瓤、子后，连皮切成小长方形块状，入锅以植物油煸透，装入碗中备用。番薯叶洗净，纵剖后横切成小片状，待用。黄芪、天花粉洗净后分别切成片，同放入纱布袋扎口，与冬瓜块同放入砂锅，加清水 1500 毫升，大火煮沸，改用小火煨煮 20 分钟，待冬瓜熟烂后取出药袋，加新鲜番薯叶拌匀，小火再煮至沸即成。

【用法】早、晚 2 次分服，喝汤，吃番薯叶，嚼食冬瓜肉。

【功效】清热解毒，利水消肿，降血糖。适用于阴虚阳浮、胃燥津伤型糖尿病，对中老年糖尿病患者并高血压、肥胖症者尤为适宜。

◆ 粉葛鲮鱼汤

【材料】粉葛 120 克，鲮鱼 1 条（重约 250 克），生姜 4 片，蜜枣 4 个，调料适量。

【做法】将粉葛洗净，去皮，切大块，蜜枣去核，备用。鲮鱼宰杀后去鳞、鳃、内脏，洗净后沥干水。再起油锅，炒香姜，煎鲮鱼至表面微黄，取出，将粉葛、鲮鱼、姜、枣一起放入锅内，加清水适量，武火煮沸后，改为文火煮 2 小时，调味即可。

【用法】当菜佐餐，适量食用。

【功效】生津止渴，健脾祛湿。适用于糖尿病口渴、肢体倦怠、关节酸痛者。

◆ 消渴汤

【材料】生猪胰子 100 克，生地黄、山药各 30 克，山萸肉、生黄芪各 25 克。

【做法】将山萸肉、生地黄、山药、生黄芪置于砂锅中，加水适量，浸泡约 1.5 ~ 2 小时后，用文火头煎 40 分钟后，用纱布滤取药液后，再加入水煎 30 分钟，也滤取药液，将两次药液合并。将生猪胰子洗净，加入两次药液煮熟。

【用法】当菜佐餐，适量食用。

【功效】健脾益气，生津止渴。适用于各型糖尿病。

◆ 蕹菜玉米须汤

【材料】玉米须 100 克，蕹菜根 180 克。

【做法】将玉米须和蕹菜根分别洗净，并将玉米须和蕹菜根切成小段，再将两者放入砂锅，加清水 2500 毫升，用文火煨煮 30 分钟即成。

【用法】当菜佐餐，适量食用。

【功效】生津止渴，清热解毒，降血压，降血糖。适用于各型糖尿病，尤其适于糖尿病合并高血压，或糖尿病证属燥热伤肺或胃燥津伤型者。

◆ 黄芪甘薯叶泥鳅汤

【材料】泥鳅250克，甘薯叶120克，生黄芪50克，精盐、五香粉各适量。

【做法】将泥鳅放入清水中静养3天后，以除去肠内泥污，再放入沸水锅中焯烫，然后投入砂锅，加清水适量备用；甘薯叶洗净，切成小片或小段；生黄芪洗净，放入纱布袋中，扎口备用。将砂锅加温，水沸后加葱花、姜末混合均匀，再加入生黄芪药袋，改为小火煨煮40分钟，待泥鳅熟烂，取出药袋再加入甘薯叶，加精盐、五香粉，再煮沸数分钟即可。

【用法】当菜佐餐，适量食用。

【功效】补气健脾，养血和胃，降低血糖。适用于各型糖尿病，尤其适用于气血双亏型糖尿病。

◆ 黄芪山药胰片汤

【材料】黄芪20克，山药150克，天花粉10克，麦冬10克，生地黄10克，猪胰1具。

【做法】将猪胰洗净，切成薄片，备用。将天花粉、麦冬、黄芪分别洗净，天花粉、黄芪切成片，麦冬切成小段，同放入纱布袋中扎口待用。将山药、生地黄分别洗净，山药除去须根，切成薄片；生地黄切成片，与猪胰片同放入砂锅，加清水（或鸡汤）1 000毫升并加药袋，中火煮沸，加入料酒、葱花、姜末，改用小火煨煮30分钟，待猪胰熟烂后取出药袋,滤尽汁液再回入锅中,加精盐、五香粉调味,再煮至沸即成。

【用法】佐餐当汤,随意服食。吃猪胰,喝汤,嚼食山药、生地黄。

【功效】滋阴补肾,止渴降糖。适用于肾阴亏虚、阴阳两虚型糖尿病。

◆ 赤小豆鲤鱼汤

【材料】赤小豆 50 克,天花粉 25 克,鲤鱼 1 条（重约 500 克）,植物油、料酒、葱花、姜末、精盐各适量。

【做法】将天花粉洗净,晒干或烘干,研成细粉,备用;赤小豆拣去杂质,洗净,用温开水泡发后备用;鲤鱼宰杀,去鳞、鳃及内脏,洗净,切成 4 段。将炒锅烧热,放入适量植物油加热至六成热时,放入备好的鲤鱼在油锅中煸透,加料酒,葱花、姜末,出香后移入大碗中,备用。在砂锅中加水置火上烧沸,加入赤小豆,中火煨煮 30 分钟,将鲤鱼移入,改用小火煨煮 30 分钟,待鲤鱼熟烂、赤小豆酥烂时,调入天花粉,拌匀,再煮沸,加精盐调味即成。

【用法】当汤佐餐,适量食用。

【功效】健脾益肾,清热解毒,降低血糖。适用于糖尿病中医辨证为胃燥津伤,燥热伤肺者,或糖尿病并发高血压病、肾脏病的患者。

◆ 猪胰海参汤

【材料】海参 2 个,鸡蛋 1 枚,枸杞子 30 克,猪胰 1 具,料酒、精盐、五香粉各适量。

【做法】将猪胰放入清水中,反复冲洗干净,切成片备用;海参泡发，去除内脏，洗净后切成小段备用；鸡蛋打碎，搅匀，加海参搅拌均匀，移入蒸碗内，上笼屉蒸熟后倒入砂锅，加清水适量，大火煮沸后，加料酒，并将猪胰片、枸杞子倒入，改用小火煨煮 30 分钟，加精盐，五香粉少许，调味即成。

【用法】当汤佐餐，适量食用。

【功效】滋阴润燥，止渴降糖。适用于各种类型的糖尿病，尤其适应于中老年人肾阴亏虚、胃燥津伤型糖尿病。

◆ 枸杞子猪腰汤

【材料】枸杞子 20 克，黄精 15 克，猪腰 1 只。

【做法】将猪腰洗净，剖开去臊腺，用清水冲洗后切成腰花片，放入碗中，用料酒、葱花、姜末、湿淀粉配成的汁液抓揉均匀，备用。将枸杞子、黄精分别洗净，枸杞子用温开水浸泡片刻；黄精切成小片段，盛入碗中。炒锅置火上，加植物油，中火烧至六成热时放入葱花、姜末煸炒出香，加腰花片，急火熘炒，加料酒及清汤（或鸡汤）500 毫升，煮至沸时加枸杞子、黄精小片段以及适量精盐、五香粉，小火再煮至沸，即成。

【用法】佐餐当汤，随意服食。

【功效】滋阴补肾，止渴明目，降血糖。适用于肾阴亏虚、阴阳两虚型糖尿病。本汤对中老年阴虚阳浮型糖尿病亦有较好疗效。

◆ 三粉汤

【材料】山药粉、南瓜粉、猪胰粉各 30 克，银耳 20 克，海带 15 克，植物油、精盐、葱、姜、五香粉各适量。

【做法】将银耳、海带分别用清水泡发，洗净后，切成小片状，盛入碗中备用；银耳泡发后弃蒂，撕成银耳瓣，洗净备用。将炒锅置火上，加植物油，烧至六成热时，投入葱花、姜末，出香后加清汤适量，投入银耳，小火煮煨 30 分钟，随即投入海带片、山药粉、南瓜粉、猪胰粉，拌和均匀，再煮至沸，加精盐、五香粉各适量，调和均匀即成。

【用法】当汤佐餐，适量食用。

【功效】润肺健脾，止渴降糖。适用于燥热伤肺型糖尿病。

◆ 丝瓜牡蛎肉芝麻汤

【材料】丝瓜 450 克，鲜牡蛎肉 150 克，黑芝麻粉 30 克，葱、姜、精盐、五香粉、淀粉各适量。

【做法】将丝瓜刮去薄层外皮，洗净，切成片；将鲜牡蛎洗净，放入沸水锅中烫 5 分钟，捞出，再切成牡蛎薄片。汤锅置火上，加植物油烧至六成热，投入牡蛎片煸炒，烹入料酒，加清汤 800 毫升，中火煮沸，投入丝瓜片，加葱花、姜末、黑芝麻粉，再煮至沸，加精盐、五香粉，用湿淀粉勾芡，淋入香油，拌和均匀即成。

【用法】当汤佐餐，适量食用。

【功效】清热解毒，凉血和血，止渴降糖。适用于肾阴亏虚、胃燥津伤型糖尿病。

◆ 玉竹山药鸽肉汤

【材料】玉竹 30 克，山药 50 克，鸽子 1 只，料酒、葱花、姜末、精盐各适量。

【做法】先将山药、玉竹洗净，并切成小片，放入碗中备用。将鸽子宰杀，去毛、爪及内脏，洗净，并用沸水焯一下，切成 10 块，放入炖盆内；加料酒、葱花、姜末、精盐适量及清汤 1 000 毫升；再放入备好的山药和玉竹，上笼屉蒸 30 分钟，待鸽肉酥烂取出，调味即成。

【用法】当汤佐餐，适量食用。

【功效】补肺益肾，降糖止渴。适用于肾阴亏虚燥热伤肺型、阴阳两虚型糖尿病。

◆ 百合怀山猪胰汤

【材料】百合 25 克，怀山药 50 克，猪胰 100 ~ 150 克，精盐少量。

【做法】将猪胰切成小块，洗净，用清水煮，同时放入百合、怀山药同煮，煮 30 分钟以后，取汤加少量精盐调味即可。

【用法】当汤佐餐，适量食用。

【功效】补脾胃，益肺肾，降血糖。适用于各型糖尿病。

◆ 玉米须猪胰汤

【材料】玉米须 30 克，新鲜猪胰 1 具。

【做法】将猪胰洗净切块，放入砂锅中，再将玉米须剪碎撒于猪胰表面，加水适量，用小火炖煮 40 分钟即成。

【用法】当菜佐餐，适量食用。

【功效】滋阴润燥，清热止咳。适用于阴虚阳浮型糖尿病。

◆ 黄精玉竹牛腱汤

【材料】黄精 50 克，牛腱 100 克，玉竹 15 克，生姜 4 片，调料适量。

【做法】将黄精、玉竹洗净；牛腱洗净，切开，用开水焯去膻味。将牛腱与黄精、玉竹、生姜同放入砂锅内，加清水适量，武火煮沸后，改为文火煮 2 ~ 3 小时，调味即可。

【用法】当菜佐餐，适量食用。

【功效】养心安神，健脾滋阴。适用于病后体虚、气阴不足、失眠多梦、疲倦消渴者。

◆ **丝瓜牡蛎肉芝麻汤**

【材料】丝瓜 450 克，鲜牡蛎肉 150 克，黑芝麻粉 30 克，植物油、料酒、葱、姜、精盐、五香粉、淀粉、香油各适量。

【做法】将丝瓜刮去薄层外皮，洗净，切成片；将鲜牡蛎洗净，放入沸水锅中烫 5 分钟，捞出，再切成牡蛎薄片。汤锅置火上，加植物油烧至六成热，投入牡蛎片煸炒，烹入料酒，加清汤 800 毫升，中火煮沸，投入丝瓜片，加葱花、姜末、黑芝麻粉，再煮至沸，加精盐、五香粉，用湿淀粉勾芡，淋入香油，拌和均匀即成。

【用法】当汤佐餐，适量食用。

【功效】清热解毒，凉血和血，止渴降糖。适用于肾阴亏虚、胃燥津伤型糖尿病。

◆ **苦瓜荠菜瘦肉汤**

【材料】猪瘦肉 100 克，荠菜 50 克，鲜苦瓜 200 克，食盐、糖、淀粉各适量。

【做法】将猪瘦肉洗净，切片，用食盐、糖加淀粉勾芡，腌好；鲜苦瓜去瓤，洗净，切片；荠菜去杂质，并将荠菜及根洗净后备用。将荠菜放入锅内，加清水适量，文火煮半小时，去渣，再加入苦瓜煮熟，然后下猪瘦肉片，煮 5 分钟至肉熟，调味即可。

【用法】当汤佐餐，适量食用。

【功效】清心泄热，解暑止渴。适用于糖尿病合并高血压病或高脂血症，症见口渴咽干、目赤肿痛、心烦易怒者。

◆ **洋参鲫鱼汤**

【材料】西洋参 3 克，黄精 15 克，鲫鱼 300 克，料酒适量。

【做法】将鲫鱼宰杀，去鳃、鳞及内脏，洗净，入植物油锅稍煎，加料酒，烹炒出香，盛入大碗中，备用。将西洋参、黄精分别洗净，西洋参切成片；黄精切成小段或切成薄片。将炖锅置大火上，加清汤或清水 1000 毫升，煮沸后，放入鲫鱼，改用小火煮 30 分钟，再加入洋参片及黄精段，拌匀即成。

【用法】佐餐当汤，随意服食，吃鲫鱼，喝汤，嚼食西洋参、黄精。

【功效】清热消肿，生津止渴，降血糖。适用于燥热伤肺、胃燥津伤型糖尿病，中老年糖尿病患者于夏、秋季食用尤为适宜。

◆ 海参鲫鱼汤

【材料】西洋参 3 克，黄精 15 克，鲫鱼 30 克，精盐、料酒适量。

【做法】将鲫鱼宰杀，去鳃、鳞及内脏，洗净，入植物油锅稍煎，加料酒，烹炒出香，盛入大碗中，备用。将西洋参、黄精分别洗净，西洋参切成片，黄精切成小段或薄片。将炖锅置大火上，加清汤或清水 1000 毫升，煮沸后，放入鲫鱼，改用小火煮 30 分钟，再加入洋参片及黄精段，加适量精盐，拌匀即成。

【用法】当汤佐餐，适量食用。

【功效】清热消肿，生津止渴，降血糖。适用于各型糖尿病。

◆ 银耳鸽蛋汤

【材料】银耳 20 克，海带 15 克，鸽蛋 5 个，葱花、姜末、精盐各适量。

【做法】将银耳、海带用温开水泡发，海带洗净后成丝，银耳去蒂后撕成瓣状，备用。砂锅内放清水适量，加银耳后，文火煮炖 30 分钟，加入海带丝，再用小火煨煮 10 分钟，加入鸽蛋及葱花、姜末少许，煮熟后加精盐适量即可服食。

【用法】当汤佐餐，适量食用。

【功效】滋补肝肾，止渴降糖。适用于阴阳两虚、肾阴亏虚型糖尿病。

◆ **五神汤**

【材料】荆芥30克，苏叶10克，茶叶10克，生姜10克。

【做法】将荆芥、苏叶洗净，与茶叶、生姜一并放入大盅内备用。将盛装中药的大盅置文火上煎沸即成。

【用法】随量服用。

【功效】发汗解表，降血糖。适用于风寒感冒所出现的畏寒，身痛、无汗及糖尿病等。

◆ **苦瓜蚌肉汤**

【材料】苦瓜250克，蚌肉100克，精盐、香油各适量。

【做法】活蚌用清水养2天除泥味后取肉，同苦瓜煮汤，以精盐、香油调味。喝汤吃苦瓜和蚌肉。

【用法】当汤佐餐，适量食用。

【功效】养阴清热，润燥止渴。适用于上消型糖尿病。

◆ **龙眼肉桑椹兔肉汤**

【材料】龙眼肉30克，桑椹、枸杞子各15克，兔肉250克，生姜、食盐、黄酒各适量。

【做法】将龙眼肉、桑椹、枸杞子洗净，备用。兔肉切成薄片，配生姜、食盐、黄酒炒熟后，加入备好的龙眼肉、桑椹、枸杞子，并加入适量的水，炖煮30分钟即可。

【用法】当汤佐餐，适量食用。

【功效】滋补肝肾，降低血糖。适用于糖尿病合并冠心病患者，症见多梦健忘，心悸失眠，脉细弱等。

◆ 枸杞杜仲鹌鹑汤

【材料】枸杞子 30 克，杜仲 15 克，黄芪 15 克，鹌鹑 1 只。

【做法】将枸杞、黄芪洗净，枸杞子用温水浸泡片刻，黄芪切成片，备用。杜仲洗净后切成片状，放入砂锅，加水浓煎 2 次，每次 30 分钟，再合并 2 次滤液，浓缩至 100 毫升，待用。将鹌鹑宰杀，去毛、爪及内脏，洗净后与枸杞、黄芪片同入锅，加清水适量，先用大火煮沸，烹入料酒，改用小火煨煮 1 小时待鹌鹑肉熟透，接着加入杜仲浓缩液再煮至沸，即成。

【用法】当菜佐餐，适量食用。

【功效】补益肝肾，止渴降糖。适用于各型糖尿病。

◆ 山药兔肉汤

【材料】山药 250 克，兔肉 150 克，调料、精盐各适量。

【做法】将兔子宰杀剥皮去内脏，洗净切块，与山药共同放入砂锅中，加调料、精盐及水各适量，用文火炖煮，至兔肉熟烂，汤汁浓稠即可。

【用法】当汤佐餐，适量食用。

【功效】滋阴益气，生津止渴。适用于各型糖尿病。

◆ 黄芪川芎兔肉汤

【材料】生黄芪 60 克，川芎 10 克，兔肉 250 克，生姜、食盐、黄酒各适量。

【做法】将黄芪、川芎洗净，用纱布包好，将兔肉切成薄片备用。

将上述各种材料放入锅中用水煮熟,然后用文火煨2～3小时,即成。

【用法】当菜佐餐,适量食用。

【功效】益气活血,通络利水。适用于糖尿病患者并发中风,症见半身不遂,言语不畅,口歪眼斜,舌质暗淡,脉细涩者。

◆ 当归生姜羊肉汤

【材料】精羊肉100～200克,生姜60克,葱白10克,当归15克,素油15克,精盐适量。

【做法】先将羊肉切片,素油炒过,兑汤2碗(约1000毫升),加入姜、葱及当归,煮30分钟,再加盐适量即成。

【用法】每日2次,早、晚佐餐食用。

【功效】散寒解表,宣肺。适用于各型糖尿病并发风寒型感冒。

◆ 海带决明汤

【材料】海带9克,草决明15克,生藕20克,调味品适量。

【做法】草决明水煎去渣,加海带及藕煮,加调味品即成。

【用法】每日1次,佐餐食用,连用15日。

【功效】益心散瘀。适用于各型糖尿病性冠心病属心血瘀阻型,症见心悸怔忡,心胸憋闷或刺痛等。

第七节　降糖药茶

现代中药药理学研究发现，茶叶具有降低血脂、抗动脉粥样硬化作用，具有抗衰老、活血化瘀、醒脑提神、减肥利尿、降压护心、抗辐射、增强人体免疫功能等多种作用。

药茶又称茶剂，是将中草药（单味或复方）或食物与茶叶配用或代茶冲泡、煎煮饮用，以治疗疾病或保健养生。使用时，用沸水冲泡或加水稍煮沸后，像饮茶一样服用即可。药茶疗法是我国劳动人民和历代医家在长期同疾病作斗争的过程中，不断实践、充实和发展而形成的独具特色的治疗方法。药茶疗效确凿、服用方便，深受糖尿病患者的欢迎。

糖尿病发病原因之一是体内缺乏多酚类物质、维生素 B_1、泛酸、磷酸、水杨酸甲酯等成分，使糖代谢发生障碍，体内血糖量剧增，代谢作用减弱。有关学者通过临床研究证实，经常饮茶可以及时补充人体中的维生素 B_1、泛酸、磷酸、水杨酸甲酯和多酯类，能防止糖尿病的发生。对患轻度或中度慢性糖尿病患者能使其尿糖降到很低的程度。对严重者还可降低血糖，减轻各种主要症状。

◆ 山药茶

【材料】山药 250 克。

【做法】将山药水煎后，过滤取汁。

【用法】代茶饮用。

【功效】补气养阴，生津止渴。适用于各型糖尿病。

◆ 苦瓜茶

【材料】新鲜苦瓜 1 个，茶叶 50 克。

【做法】将鲜苦瓜在上 1/3 处截断，去瓤，纳入茶叶后用竹签插合，并以细线扎紧，挂通风处阴干。待苦瓜干后，在其外部用洁净纱布以温开水擦净，连同茶叶切碎，混合均匀。每次取 10 克放入有盖杯中，用沸水冲泡，加盖焖 30 分钟后即可饮用。

【用法】代茶，频频饮服，可连续换冲开水 3 ~ 5 次。

【功效】清热利尿、明目减肥；降血糖。适用于各种类型糖尿病，对糖尿病并发肥胖症、视网膜病变、皮肤病症者尤为适宜。

◆ 罗汉果茶

【材料】罗汉果 15 克。

【做法】每年 9 ~ 10 月间果实成熟时采摘，先置于地板上待其充分成熟，10 天后果皮转黄时再用火烘烤，制成叩之有声的干燥果实（亦可在中药店购买），切成饮片，择量放入有盖杯中以沸水冲泡，加盖焖 15 分钟即可饮用。

【用法】当茶，频频饮用，一般可连续冲泡 3 ~ 5 次。

【功效】清肺止咳、降血糖、降血压。适用于各种类型糖尿病，对中老年燥热伤肺、胃燥津伤型轻症糖尿病患者合并高血压病者尤为适宜。

◆ 丝瓜茶

【材料】丝瓜 250 克，茶叶 10 克，精盐 1 克。

【做法】先将丝瓜洗净，切成 2 厘米厚的片，加入食盐和适量水煮沸，再放入茶叶煮沸 1 ~ 2 分钟，即可饮用。

【用法】代茶饮用，每日 3 次。

【功效】生津补虚、滋阴解渴。适用于各型糖尿病。

◆ 玉米须茶

【材料】玉米须 50 克。

【做法】将采收的新鲜玉米须放入清水中漂洗干净，接着晒干或烘干，切碎，装入洁净纱布袋，扎口，放入大茶杯中用沸水冲泡，加盖焖 15 分钟即可饮用。

【用法】代茶，频频饮服，一般可冲泡 3 ~ 5 次。

【功效】解毒泄热、降血糖。适用于各种类型糖尿病，对中老年糖尿病并发高血压病者尤为适宜。

◆ 姜茶

【材料】鲜生姜 2 片，绿茶 6 克，食盐 2 克。

【做法】将上述 3 味加水适量，煎汤饮用。

【用法】每日 1 剂，不拘时频饮。

【功效】生津止渴、清热润燥。适用于各型糖尿病口渴多饮者。

◆ 黄精麦冬玉米须茶

【材料】黄精 10 克，麦冬 15 克，玉米须 30 克。

【做法】将玉米须洗净切碎后装入纱布袋中，扎口，备用。黄精、麦冬分别洗净后切成片，与玉米须袋同入砂锅，加足量清水，中火煎煮 20 分钟，取出药袋即成。

【用法】当茶饮用。

【功效】养阴生津，解毒泄热；降糖降压。适用于中老年糖尿病伴发高血压病者尤为适宜，对糖尿病兼有暑热或邪热伤及肺胃，津液耗伤等症者，也有较好的治疗效果。

◆ 麦冬生地消渴茶

【材料】麦冬 10 克，生地黄 10 克，黄连 2 克。

【做法】将麦冬、生地黄分别洗净，切成片，与黄连同入大茶杯中，以刚沸的开水冲泡，加盖焖 20 分钟即可饮用。

【用法】代茶，频频饮服，一般可连续冲泡 3～5 次。

【功效】清热除烦；降糖。适用于胃燥津伤、燥热伤肺型糖尿病。

◆ 麦冬乌梅止渴茶

【材料】麦冬 15 克，乌梅 6 枚。

【做法】将麦冬、乌梅分别洗净，麦冬切碎后与乌梅同入砂锅，加足量水，中火煎煮 20 分钟，过滤，取煎液约 2000 毫升。

【用法】代茶饮，每日 2 次，每次 100 毫升，频频饮服。

【功效】生津止渴，养阴；降糖。适用于燥热伤肺、阴虚阳浮型糖尿病。

◆ 人参益胃消渴茶

【材料】生晒参 1 克，玉竹 15 克，麦冬 15 克。

【做法】将生晒参洗净，晒干或烘干后研成极细末，备用。再将玉竹、麦冬分别洗净，晒干或烘干后共研成细末，与人参粉混合均匀，一分为二，装入绵纸袋中，挂线封口，备用。

【用法】冲茶饮，每日 2 次，每次 1 袋，放入杯中用沸水冲泡，加盖焖 15 分钟后即可频频饮用。一般每袋可连续冲泡 3～5 次。本消渴茶连服 10 天为 1 个疗程，间隔 7～10 天后视病情需要可继续下一个疗程。

【功效】滋阴益胃，生津止渴；降血糖。适用于胃燥津伤、燥热伤肺、阴阳两虚型糖尿病，对中老年长期劳损过甚、形体羸瘦者尤为适宜。

◆ 麦冬茶

【材料】麦冬 15 ～ 30 克。

【做法】以上 1 味，沸水冲泡。

【用法】代茶频饮。

【功效】养阴润肺，清心除烦，益胃生津。适用于各型糖尿病。

◆ 姜盐茶

【材料】鲜生姜 2 克，食盐 4.5 克，绿茶 6 克。

【做法】以上 3 味加水煎汤 500 毫升。

【用法】代茶饮。

【功效】清热润燥。适用于各型糖尿病伴口渴多饮、烦躁尿多者。

◆ 菊花茶

【材料】决明子 10 克，槐花、菊花各 6 克，龙井茶 3 克。

【做法】将上述 4 味放入茶杯中，用沸水冲泡开即可。

【用法】代茶频饮。

【功效】清热明目，降压降糖。适用于各型糖尿病伴有高血压并发眼底出血者。

◆ 骨皮麦枣消渴茶

【材料】地骨皮 15 克，麦冬 15 克，红枣 6 枚。

【做法】将地骨皮、麦冬、红枣分别洗净，红枣去核，一起晒干或烘干后共研为粗末，一分为二，装入绵纸袋中，挂线封口，备用。

【用法】冲茶饮，每日 2 次，每次 1 袋，放入杯中用沸水冲

泡，加盖焖 15 分钟晾凉后即可频频饮用。一般每袋可连续冲泡
3 ～ 5 次。

【功效】清热养阴、生津止渴；降血糖。适用于胃燥津伤、燥热
伤肺型糖尿病。

◆ 乌梅茶

【材料】乌梅 50 克。

【做法】以上 1 味，沸水冲泡。

【用法】代茶频饮。

【功效】安胃敛肺，生津止渴。适用于各型糖尿病。

◆ 双瓜花粉茶

【材料】冬瓜皮 15 克，西瓜皮 15 克，天花粉 12 克。

【做法】以上 3 味加水稍煎，去渣取汁。

【用法】代茶饮。

【功效】清润肺胃，生津止渴。适用于各型糖尿病。

◆ 天花粉冬瓜茶

【材料】大花粉 50 克，冬瓜 100 克。

【做法】以上 2 味加水煎汤，去渣取汁。

【用法】代茶频饮。

【功效】清润肺胃，生津止渴。适用于各型糖尿病，症见肺胃燥
热，烦渴多饮，饮不解渴，饮水无度，善饥形瘦等。

◆ 柿叶茶

【材料】柿叶 10 克。

【做法】将柿叶洗净切碎晒干，用沸水冲泡即可。

【用法】代茶频饮。

【功效】清热凉血。适用于糖尿病口渴多饮者。

◆ 二子茶

【材料】枸杞子 10 克，五味子 3 克。

【做法】将上述二味中药放入茶杯中，以沸水冲泡，盖上杯盖焖片刻即可。

【用法】代茶饮用。

【功效】生津止渴、益气补阴。适用于各型糖尿病。

◆ 瓜皮茶

【材料】冬瓜皮、西瓜皮各 10 克，天花粉 8 克。

【做法】将冬瓜皮、西瓜皮、天花粉分别洗净，切成小片，放入砂锅中，加水适量，煎煮 10 分钟左右即可。

【用法】取汁代茶饮用。

【功效】清热利尿、生津止渴。适用于糖尿病伴有口渴、小便不利、暑热烦渴者。

◆ 麦冬黄连茶

【材料】麦冬 15 克，黄连 2 克。

【做法】将麦冬、黄连洗净后，放入有盖杯中，用沸水冲泡，加盖焖 15 分钟即可饮用。

【用法】代茶，频频饮用，一般可冲泡 3 ~ 5 次。

【功效】滋阴生津、清热润燥；降血糖。适用于各种类型糖尿病，对燥热伤肺、胃燥津伤型糖尿病患者尤为适宜。

◆ 葛根玉泉茶

【材料】葛根 36 克，天花粉 15 克，麦冬 15 克，乌梅 10 克。

【做法】将乌梅砸碎，与洗净切碎的葛根、天花粉、麦冬同入砂锅。加足量清水，中火煎煮 20 分钟，过滤去渣，取汁约 2000 毫升。

【用法】当茶饮用。

【功效】生津止渴；降血糖。中老年糖尿病患者尤为适宜。

◆ 桑白皮茶

【材料】桑白皮 30 克。

【做法】将桑白皮洗净切丝，晒干备用。

【用法】每日 1 剂，水煎煮沸，代茶饮用。

【功效】降血糖、降血压、利尿消肿。适用于各型糖尿病伴有高血压病或肥胖症的患者。

◆ 降糖茶

【材料】老茶树叶 10 克（70 年以上老茶树的树叶为佳）。

【做法】将老茶树叶 10 克研成粗末，用沸水冲泡闷 10 分钟即可饮用。

【用法】每日 1 剂（可冲泡 2 ~ 3 次），不拘时饮用，并可将茶叶嚼烂食之，连服 15 ~ 30 天。

【功效】降血糖、利湿浊、生津止渴。适用于各型糖尿病。

◆ 知母花粉五味茶

【材料】知母 10 克，天花粉 10 克，五味子 5 克，黄芪 20 克。

【做法】将知母、天花粉、五味子、黄芪分别洗净，晒干或烘干后共研成粗末，装入绵纸袋中（每袋 22.5 克）挂线封口，备用。

【用法】开水冲泡，当茶饮用。

【功效】养阴除烦，生津止渴；降血糖。适用于燥热伤肺、胃燥津伤、肾阴亏虚型糖尿病。

◆ 葛麦五味消渴茶

【材料】葛根 20 克，麦冬 10 克，五味子 10 克，天花粉 10 克。

【做法】将葛根、麦冬、五味子、天花粉分别洗净，晒干或烘干后共研成粗末，一分为二，装入绵纸袋中，挂线封口，备用。

【用法】每日 2 次，每次 1 袋，放入杯中用沸水冲泡，加盖焖 15 分钟后即可频频饮用。一般每袋可连续冲泡 3 ~ 5 次。

【功效】生津止渴；降血糖。适用于燥热伤肺型糖尿病。

◆ 洋参生麦止渴茶

【材料】西洋参 2 克，生地黄 20 克，麦冬 15 克。

【做法】将西洋参洗净，晒干或烘干后研成极细末，备用。将生地黄、麦冬洗净，晒干或烘干后共研成细末，再与西洋参细末充分混合均匀，一分为二，装入绵纸袋中，挂线封口，备用。

【用法】开水冲泡，当茶饮用。

【功效】益气养阴，生津止渴，降血糖。适用于各型糖尿病。

◆ 黄精玉竹茶

【材料】黄精 20 克，玉竹 20 克。

【做法】将黄精、玉竹洗净，晒干，切片，放入砂锅，加水煎成稠汁约 300 毫升。

【用法】代茶饮用。

【功效】益气养阴，生津；降糖。适用于各型糖尿病。

◆ 蚕茧茶

【材料】蚕茧 50 克。

【做法】将蚕茧剪开去蛹，加水煎汁。

【用法】代茶饮，每日 1 剂。

【功效】止消渴。适用于各型糖尿病口渴多饮、尿频量多、尿糖持续不降者。

◆ 薄玉茶

【材料】绿茶不拘量。

【做法】将绿茶采取杀青—揉捻—揉切—烘干的颗粒茶工艺，制成薄茶。

【用法】每日 3 次，每次 3 克，沸水冲泡，候温饮服。

【功效】利湿浊；降血糖。适用于各型糖尿病。

◆ 扁豆花粉消渴茶

【材料】白扁豆 30 克，天花粉 20 克，黄芪 20 克。

【做法】将白扁豆、天花粉、黄芪分别洗净，晒干或烘干，将白扁豆放入锅中，微火炒至焦黄，砸碎后与天花粉、黄芪共研成细末，一分为二，装入绵纸袋中，挂线封口，备用。

【用法】开水冲泡，当茶饮用。

【功效】健脾和胃，益气养阴；降血糖。适用于阴阳两虚型糖尿病，对中老年脾气不足、胃阴亏虚所致糖尿病者尤为适宜。

◆ 洋参花粉消渴茶

【材料】西洋参 2 克，黄芪 20 克，天花粉 10 克，五味子 10 克。

【做法】将西洋参洗净，晒干或烘干后研成极细末，备用。将黄芪、天花粉、五味子洗净后晒干或烘干，共研成细末，与西洋参细末充分混合均匀，一分为二，装入绵纸袋中，挂线封口，备用。

【用法】当茶饮用。

【功效】益气生津，止渴降糖。适用于阴阳两虚型糖尿病，对中老年气阴亏损，津液不足所致糖尿病者尤为适宜。

◆ 石斛冰糖茶

【材料】石斛 5 克，冰糖适量。

【做法】以上 2 味，沸水冲泡。

【用法】代茶频饮。

【功效】生津益胃，清热养阴。适用于各型糖尿病。

第五章

运动疗法

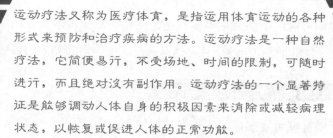

运动疗法又称为医疗体育，是指运用体育运动的各种形式来预防和治疗疾病的方法。运动疗法是一种自然疗法，它简便易行，不受场地、时间的限制，可随时进行，而且绝对没有副作用。运动疗法的一个显著特证是能够调动人体自身的积极因素来消除或减轻病理状态，以恢复或促进人体的正常功能。

另外，运动疗法主要适用于治疗病情稳定、体质较好的糖尿病患者；对于伴有严重心、肾功能障碍的糖尿病患者应当慎用或不用。

第一节　运动疗法的作用

饮食疗法和运动疗法是糖尿病治疗的两大基石，只有两大基石牢固了，药物才能发挥最大的效果。而且，许多病情较轻的患者，仅仅通过饮食和适度的运动就可以使病情得到有效的控制。

运动疗法是糖尿病治疗中的一项重要措施，适度而有规律的运动有利于糖尿病患者病情的控制并可改善患者的全身状态，预防慢性并发症的发生和发展。1型糖尿病患者通过运动可使血糖稳定地下降，并能提高胰岛素的作用；2型糖尿病患者通过运动可使自身的胰岛素功能更好地发挥作用，因而可以减少降糖药的用量。

糖尿病
家庭 防治 法

运动不足是当今糖尿病发病急剧增多的一个重要原因，运动在糖尿病患者康复中的作用有如下几个方面。

◆ 增强人体对胰岛素的敏感性

运动可通过消耗能量等多种途径使脂肪减少，体重减轻，使胰岛素与受体的亲和力增强，从而提高胰岛素受体对胰岛素的敏感性。

◆ 降低血糖、血脂和血液黏稠度

运动锻炼可增加糖尿病患者对血糖和血脂的利用，增强组织细胞对胰岛素的敏感性，从而有效地降低血脂、血糖和血液黏稠度。有些轻型糖尿病患者通过饮食控制和运动疗法可使糖尿病病情得到良好控制。

◆ 有利于控制糖尿病慢性并发症

运动除了降血糖、降血脂作用外，还能降低患者血液黏稠度，增强红细胞的变应性，改善各脏器的血液供应，控制糖尿病慢性并发症的发生及发展。

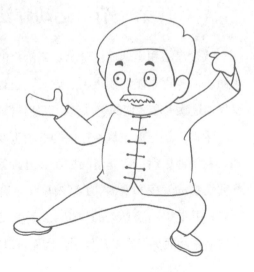

◆ 增强心、肺功能

长期有规律的运动可以使全身代谢旺盛，肺的通气、换气功能增加，肺活量也增加，肺泡与毛细血管接触面积加大同时血液循环加速，改善心脏和血管舒缩功能，加强心肌收缩力及增加冠状动脉供血量，心搏出量也会增加。对于伴有高血压病的糖尿病患者来说，运动疗法可使高血压改善，有利于对高血压的控制。

◆ 改善神经功能及精神状态

长期有规律的，特别是能使精神轻松愉快的运动，可解除精神紧张，减轻大脑的负担，减轻焦虑，稳定情绪，增强自信心，改善及平衡神经系统的功能。此外，由于适当运动可使全身代谢增强，血流加速，大脑内血液循环改善，脑细胞功能提高，因此运动可使糖尿病患者的记忆力也得以提高。

第二节　适合运动的糖尿病患者

坚持适量运动对糖尿病患者有诸多益处，但并不是所有的糖尿病患者都适合运动疗法，适合运动疗法的糖尿病患者主要有以下两类：

（1）2型糖尿病患者适合运动，尤其是肥胖者，空腹血糖在7.8～8.9毫摩尔／升，餐后血糖在11～13.9毫摩尔／升，糖化血红蛋白在9.0%～10%者最适宜进行运动疗法。

（2）口服药物剂量保持恒定，或用胰岛素治疗的1型糖尿病患者病情稳定者。

第三节　不适合运动的糖尿病患者

不宜运动的糖尿病患者
主要有：

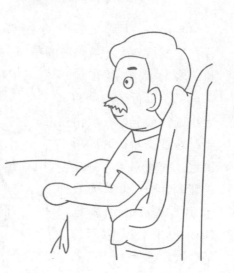

（1）有严重的糖尿病血管
病并发患者，如有心、脑、肾、
视网膜病变并发症者。

（2）合并急性感染，如肺
部感染者，应限制活动。

（3）控制不良的 1 型糖尿
病患者。

（4）糖尿病合并妊娠者。

（5）合并糖尿病足、严重的糖尿病肾病、眼底病变、心功能不全、
心律失常、酮症酸中毒等。但当这些严重的并发症得到有效治疗，
症状得到改善后，同样可以进行适当的运动治疗，以提高机体素质，
降低血糖。

第四节　步行锻炼

步行是一种疗效确切、简便易行的运动锻炼方法。步行应选择在空气清新，环境幽静的花园、公园、林荫道上进行，全身放松，身体重心落在脚掌前部。步行运动量的大小因人而异，一般由步行速度及步行时间所决定。一般来说，每分钟步行 40 ～ 70 米为慢速步行，每分钟步行 70 ～ 90 米为中速步行，每分钟步行 90 ～ 100 米为快速步行。一般在进行步行运动时，开始宜用慢速步行，以后再逐

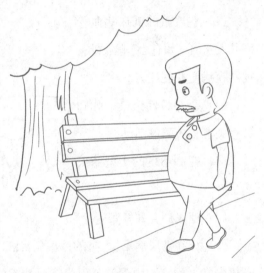

步增加步行速度。步行的时间可从每次 10 分钟开始，逐渐延长至每次 30 ～ 40 分钟，步行距离可从 500 米逐渐延长至 1000 米或 1500 米，中间可穿插一些登台阶或爬斜坡等路段，患者可根据自己的实际情况调整适合自己的运动量。

根据步行的速度可测算热能的消耗，一般在慢速步行时，每分钟的热能消耗为 53 千焦（12.6 千卡），每小时大约消耗 8372 千卡的热能。如果不增加进食总量，每日步行 1 小时，坚持 3 个星期，就可以减轻体重 0.5 千克。

第五节　慢跑锻炼

慢跑是一种中等强度的锻炼方法，它的运动强度大于步行，适合于有一定锻炼基础、年纪较轻、身体条件较好的糖尿病患者。其优点是不需要任何运动器械、不受时间地点的限制，并且运动效果明显。但对于缺乏锻炼基础的糖尿病患者，则宜先进行步行锻炼，然后过渡到走跑交替（间歇跑），使机体有个适应过程，最后再进行慢跑运动。慢跑时要求两臂摆动，与呼吸节律相配合，全脚掌着地，轻松自然。

慢跑锻炼法对于糖尿病患者有以下作用：

◆ **锻炼心脏，保护心脏**

坚持跑步可以增加机体的摄氧量，增强心肌舒缩力，增加冠状动脉血流量，防止冠状动脉硬化。

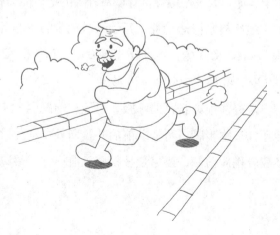

糖尿病
家庭 防治 法

◆ 活血化瘀，改善循环

跑步时下肢大肌群会交替收缩放松，有力地驱使静脉血回流，可以减少下肢静脉和盆腔淤血，预防静脉内血栓形成。大运动量的跑步锻炼，还能提高血液纤维蛋白溶解酶活性，防止血栓形成。

◆ 促进代谢

控制体重是保持健康的一条重要原则，因为跑步能促进新陈代谢，消耗大量血糖，减少脂肪存积，故坚持跑步是治疗糖尿病和肥胖病的有效"药方"。

◆ 改善脂质代谢，预防动脉硬化

血清胆固醇脂质过高者经跑步锻炼后，血脂可下降，从而有助于防治血管硬化和冠心病。

◆ 增强体质，延年益寿

生命在于运动，人越是锻炼，身体对外界的适应能力就越强。

健身跑应该严格掌握运动量，开始练习跑步的体弱者可以进行短距离慢跑，从50米开始，逐渐增至100米、150米、200米，速度一般为100米/40秒～100米/30秒。

跑的脚步最好能配合自己的呼吸，可先向前跑两三步吸气，再跑两三步后呼气。跑步时，两臂以前后并稍向外摆动为比较舒适的姿态，上半身应稍向前倾，要尽量放松全身肌肉，一般以脚尖着地为好。

第六节　爬楼梯锻炼

目前，爬楼梯已成为一项健身强体的有氧运动项目。据报道，如果每日登6层楼梯3次，其死亡率比不运动者可减少1/3～1/4，如果每日登5层楼梯，可使心脏病的发病率比不登楼梯者减少25%，可见爬楼梯可减少疾病的发生，有益于人体健康。爬楼梯的运动方式又包括走楼梯、跑楼梯和跳台阶三种形式。患者可根据自己的身体情况灵活选用。每次运动应以中等强度，不感明显劳累为度。

登楼梯时的热能消耗比静坐多10倍，比步行多1.7倍。据测定，一个体重65千克的人，如果用正常速度登楼梯，上下楼梯10分钟大约可消耗热能313.95千卡。

第七节　爬山锻炼

爬山运动可以明显地提高腰、腿部的力量以及行进的速度、耐力、身体的协调平衡能力等身体素质，加强心、肺功能，增强抗病能力。在有一定身体基础的前提下，可以适当加长运动时间、增加

上爬高度，这样可以消耗更多的热量。长期练习可以减脂，促使身体恢复正常。在爬山过程中，腿部大肌群能够参与较规律的运动且承受一定的负荷，可以促进血液循环，使更多的毛细血管张开，加强血氧交换，增强新陈代谢，使人体对胰岛素的敏感程度加强，有利于更好地控制血糖水平。

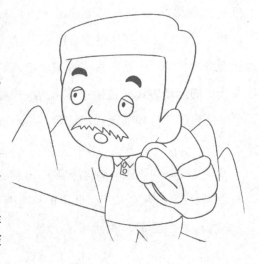

爬山对糖尿病患者的康复有促进作用，但也要注意一些问题。首先，要注意循序渐进，切不可突然加大运动量和运动强度。第二，要适可而止，不要过度疲劳。第三，最好在爬山前少吃一些食物或在饭后 1 小时开始爬山，以免发生低血糖。

以下患者应在医生的指导下做轻微的运动：

（1）属微血管病变、大动脉硬化病变患者；

（2）血糖波动大的患者；

（3）胰岛素药物正发挥作用时；

（4）身体较虚弱、并发症较重患者。

第八节　游泳锻炼

　　游泳是一种集阳光浴、空气浴、冷水浴为一体的水中运动项目。它对疾病的治疗是一种综合性、全身性的治疗。游泳运动可增强人体神经系统的功能，改善血液循环，增强体质，对多种慢性疾病有一定的治疗作用。另外，游泳还可以陶冶情操、磨炼意志、树立战胜疾病的信心，有利于患者的康复。

　　进行游泳锻炼时，要注意量力而行、适可而止，选择合适的运动量。

　　游泳还有其独特的治疗价值，其主要原因有以下几点：

　　（1）游泳是在阳光、空气、冷水三浴兼并的良好的自然环境中进行的体育运动项目，从而集中了阳光浴、空气浴和冷水浴对人的所有疗效。

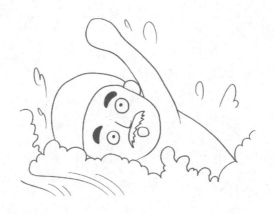

（2）游泳锻炼是一种全身性的锻炼，因而它对疾病的治疗也是一种综合性、全身性的治疗。

（3）游泳锻炼能增强人体各器官、系统的功能，慢性病患者通过游泳锻炼可增强发育不健全的器官、系统的功能，使已衰弱的器官、系统的功能得到恢复和增强，从而使疾病得到治疗。

（4）游泳锻炼既可陶冶情操、磨炼意志，培养人同大自然搏斗的拼搏精神，又能使患者建立起战胜疾病的信心，克服对疾病畏惧、烦恼的消极心理，因而十分有利于健康的恢复和疾病的治疗。

游泳锻炼与人们从事的其他体育锻炼项目一样，只有科学地掌握运动量，才能使每次锻炼既达到目的，又不致发生过度的疲劳和使身体产生不适。

选择游泳锻炼的运动量时，要因人而异，量力而行。普通的游泳爱好者，即使是年轻力壮者，每周大运动量的锻炼也不应超过2次；而中年人则以中等的运动量为宜，不要或少进行运动量过大的游泳锻炼；老年人最适宜中等偏小运动量的游泳锻炼。

第九节　运动应注意的问题

◆ 运动前的注意事项

糖尿病患者运动前最好对自己的全身健康情况有一个全面的了解，以决定是否适宜进行体育锻炼，从事什么运动合适，多大的运动量为宜等。其中包括心肺功能、肝肾功能、血压高低及血糖控制情况，糖尿病慢性合并症的情况，有急性合并症者绝对不能运动。同时还应准备好合脚、轻便、防滑、透气功能好的鞋袜。应选择好运动的场地，最好是多数人参加的群体运动场地。应备好急救卡（包括姓名、电话、住址。并注明：我是 2 型糖病患者，当我软弱无力时请帮助将糖块放入我口中；如我已不省人事，请立即送往附近医院）。

◆ 运动中的注意事项

（1）先做热身运动 15 分钟。

（2）运动过程中注意心率的变化（运动中的心率以 170 减去患者年龄为宜，开始持续时间以 5 ～ 10 分钟为宜，以后若患者自我感觉良好再逐渐增加，一般中等强度的运动以 20 ～ 30 分钟为好）。

（3）若出现乏力、头晕、心慌、胸闷、憋气、出虚汗、胸痛等不适，应立即停止运动。

（4）运动中要注意饮一些白开水，以补充水分。

（5）运动即将结束时，再做 10 分钟左右的恢复整理活动。

（6）防止意外伤害。

◆ 运动疗法还应注意的事项

（1）**注意防护**：最好与其他人一起运动，并告知你患有糖尿病，若出现意外可及时给予相应处理。选择空气新鲜、路面平整的场地进行锻炼。运动时应穿着舒适的鞋袜，每次运动后应检查足部是否有破损。

（2）**运动时间**：在餐后 30 分钟到 1 小时进行运动，因为此时血糖较高，不易发生低血糖。应尽量避免在胰岛素、口服降糖药作用最强时进行运动，如短效胰岛素注射后 30 分钟到 1 小时左右，应减少运动量。并应尽量避免在大腿等运动时需要活动的部位注射胰岛素，可以选择腹部注射。

（3）**运动强度**：至少每周 4 次以上，每次 30 分钟至 60 分钟。以轻、中度的有氧运动为宜，运动后稍微出汗为好。一般情况下，运动时的心率达最大安全运动心率的 60% ~ 70% 为宜，开始阶段不超过 50%，若情况良好可逐渐增加，以身体能耐受、无不良反应为准。最大安全运动心率 = 220 − 年龄。

（4）**运动低血糖时的救治**：随身携带糖果，低血糖发生时立即服下。低血糖的症状早期可能有饥饿感、心慌出汗、头晕、四肢无力或颤抖，此时应立即停止运动，原地服糖果休息 10 分钟可缓解，若不能缓解，应立即去医院治疗。凡进行持续时间较长、中等量以上的运动时，应在运动前或运动中适当加餐。

第六章
药物疗法

第一节　常用的降糖中药

糖尿病早期、中期，或在没有出现严重并发症的时期，可以利用中药来有效地控制 2 型糖尿病的血糖平衡。

一、常用单味降糖中药

◆ 玉米须

玉米须又叫棒子毛等，为禾本科一年生草本植物玉蜀黍（玉米）的花柱及柱头（苞玉须）。玉米须味甘、淡，性平。归肝、胆及膀胱经。有清热解毒，利水消肿，利胆退黄等功效。

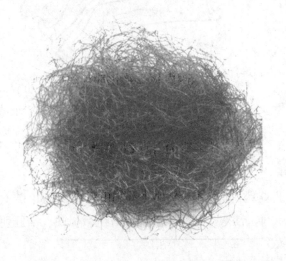

玉米须主要的化学成分：脂肪油、挥发油、树胶样物质、树脂、

苦味糖苷、皂苷、生物碱、谷甾醇、豆甾醇、苹果酸、柠檬酸、维生素C、维生素K、泛酸等。具利尿、降低血糖、利胆、止血、降低血液黏稠度和降压作用。

◆ 地骨皮

地骨皮属于清虚热药。为茄科落叶灌木植物枸杞的干燥根皮，切段入药。地骨皮味甘、淡，性寒。归肝、肾、肺经。有清泄肺热、凉血退蒸之功效，地骨皮甘寒生津，与天花粉、生地黄、五味子等配伍，能治疗糖尿病。

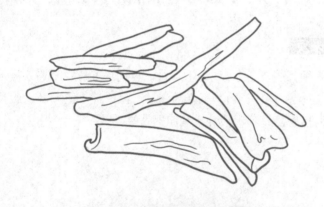

现代医学研究证明，地骨皮主要含甜菜碱、亚油酸、亚麻酸，含降压活性成分地骨皮甲素及多种酚类物质。具有降血糖、抗微生物、解热、降血压、降血脂、免疫调节作用等。

◆ 桑叶

桑叶为桑科落叶小乔木桑树的干燥叶片。桑叶属于辛凉解表药，味苦、甘，性寒。归肺、肝经。有疏散风热、清肝明目、清肺润燥之功效。

桑叶含蜕皮甾酮、牛膝甾酮、β-谷甾醇、芸香苷、桑苷、异槲皮素及多种氨基酸、维生素和多种酸类，还有铜、锌、植物雌激素等。

◆ **桑椹**

桑椹为桑科落叶乔木桑树的成熟果穗。味甘，性寒，归心、肝、肾经。有滋阴补血、生津止渴、润肠通便之功效，还可以明耳目，乌须发，补益肝肾。桑椹能增强机体免疫力，延缓衰老，调节和促进免疫功能，还具有降血糖作用，故临床上常桑椹与麦冬、生地黄、天花粉等合用以治疗糖尿病。

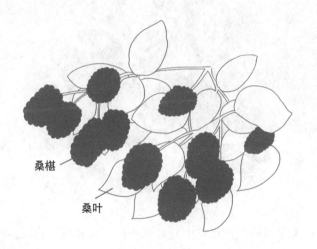

桑椹

桑叶

◆ **桑枝**

桑枝为桑树的新鲜或干燥嫩枝。桑枝味苦，性平。归肝经。善走四肢，长于祛风通络而利关节，故有祛风活络之效，主治风湿痹痛。桑枝常与羌活、独活、威灵仙、防己等合用，以祛风除湿、通经活络。

近几年，从天然植物桑枝中提取 α - 糖苷酶抑制剂，制成桑枝颗粒，可有效降低餐后血糖、空腹血糖和糖化血红蛋白，有效预防并改善并发症，不刺激胰岛分泌胰岛素，可保护胰腺功能，对肝脏、肾脏功能没有影响。

◆ 桑白皮

　　桑白皮属于止咳平喘药，为落叶乔木桑树的根皮。桑白皮味甘，性寒。归肺、脾经。桑白皮甘寒降泄，入肺经。既能清肺热，泻肺火而平喘，又可肃降肺气，通利水道而利小便，故有清热泻肺、利水消肿之功效。

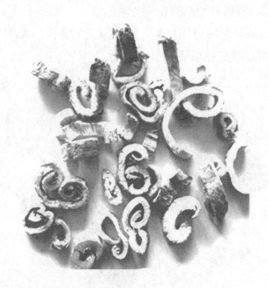

　　国外有学者从桑树根皮中分离到一种蛋白多糖，有降血糖活性，并且一次给药能维持降血糖活性 24 小时。

　　最近又发现，桑白皮对糖尿病有很好的疗效，其多糖成分是近年来国内外学者从生药中提取出的多糖类有效降血糖药。

◆ 薏苡仁

　　薏苡仁属于利水渗湿类中药。为禾本科多年生草本植物薏苡的成熟种仁。一般健脾宜炒用，其他用途为生用。薏苡仁味甘、淡，性微寒。归脾、胃、肺经。

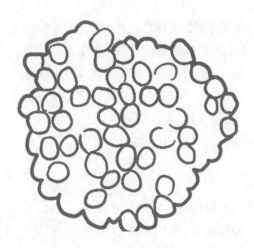

现代医学研究发现，薏苡仁含淀粉、蛋白质、脂肪油、不饱和脂肪酸、饱和脂肪酸、多种氨基酸及维生素、钙、磷、铁等。有降血糖及抗炎、抗菌、诱发排卵、抗癌作用等作用。薏苡仁水提取物能使实验动物的血糖浓度显著下降。

据研究，薏苡仁的降糖成分主要是多糖类。

◆ 黄连

黄连属于清热燥湿类中药。角叶黄连或云连的干燥根茎。黄连的主要化学成分有：小檗碱（即黄连素）、黄连碱，甲基黄连碱、掌叶防己碱、非洲防己碱、药根碱等生物碱，还含有黄柏酮、黄柏内酯及多种微量元素等。

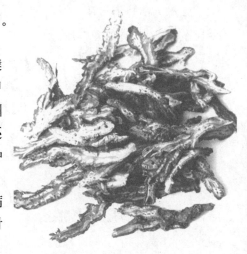

主要作用：①抗菌、抗病毒。黄连的抗菌谱范围广，对

革兰阴性菌如伤寒杆菌、大肠杆菌和革兰阳性菌如肺炎双球菌、金黄色葡萄球菌、溶血性链球菌有较强的抑制作用。②抗炎。黄连、黄连粗提物和小檗碱等有抗炎作用，其抗炎强度与保泰橙相当。③免疫调节。④健胃。⑤利胆。⑥降压。⑦对消化系统的作用有抗溃疡、抗腹泻及抑制胃液分泌作用。⑧对中枢神经系统有一定的兴奋作用，对平滑肌有兴奋和抑制作用，有负性肌力作用。⑨降血糖。

◆ 紫草

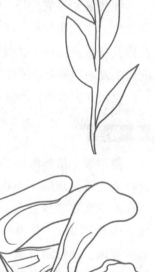

紫草为清热凉血药。为紫草科多年生草本植物紫草和新疆紫草的干燥根。紫草味甘、咸，性寒。归心、肝经。有凉血透疹、解毒疗疮、活血清热之功效。现代研究发现，有抗癌、抑制病原微生物、抗炎、降血糖作用。临床上用紫草配伍其他中药治疗急、慢性肝炎，糖尿病等效果良好。

◆ 知母

知母为清热泻火药。为百合科多年生草本植物知母的干燥根茎。知母味苦、甘，性寒。归肺、胃、肾经。知母具有与石膏相似的清热泻火作用，但不同之处是，知母于苦寒清热之中，又有甘寒养阴之性，以清热润肺为特长，不仅能上清肺火，中凉胃热，下泻肾火，而且能滋养肺、胃、肾三脏之阴，故有清热泻火、滋阴润燥、退蒸除热之功效。

知母能滋阴降火，生津止渴，故常作为治疗糖尿病之要药。

◆ 葛根

葛根属于辛凉解表药。为豆科多年生落叶藤本植物野葛的干燥根。葛根味甘、辛，性平。归脾、胃经。有解肌发表、透疹、生津止渴、升阳止泻的功效。葛根的化学成分主要有葛根素、葛根素木糖苷、大豆黄酮苷、β-谷甾醇、豆甾醇、花生酸等。

葛根的主要活性成分为葛根素，具有降低血糖，降低血压，降低血清胆固醇，扩张冠状动脉，增加心、脑血流量，改善血液循环等作用。

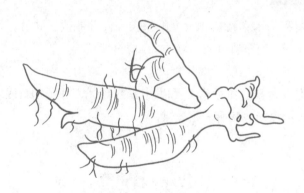

◆ 苍术

苍术属于芳香化湿类中药。为菊科多年生草本植物茅苍术或北苍术的根茎。苍术味辛、苦，性温。归脾、胃经。有燥湿健脾、祛风除湿、明目之功效。常用来治疗胃下垂、糖尿病、夜盲症、佝偻病等。

苍术主要含挥发油，苍术醇，苍术酮，维生素 A 样物质，维生素 B 及菊糖等物质。现代研究发现，苍术有抗溃疡、降血糖、保肝、利尿等作用。

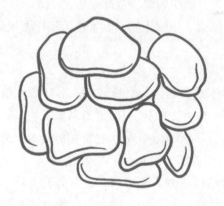

◆ 大麦芽

　　大麦芽为禾本科植物大麦的果实经发芽制成。味甘，性微温。归脾、胃经。有消食开胃、和中、回乳的功效。

　　大麦芽含淀粉酶、转化糖酶、脂肪、磷脂、糊精、麦芽糖、葡萄糖及维生素 B_1、维生素 D 和维生素 E 等。麦芽浸剂口服可降低血糖，用来治疗糖尿病有一定效果。

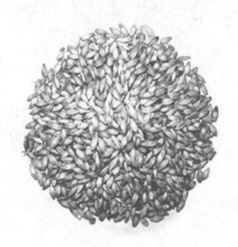

◆ 黄柏

黄柏为芸香科多年生植物落叶乔木关黄柏、川黄柏的树皮和根皮。黄柏味苦，性寒。归肾、膀胱、大肠经。有清热燥湿、泻火解毒之功效，属于清热燥湿类中药。

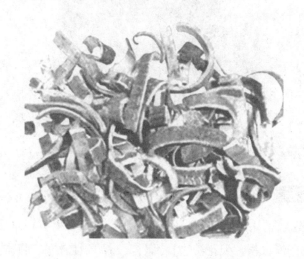

黄柏的主要化学成分有小檗碱、药根碱、黄柏碱以及黄柏酮、黄柏内酯、β-谷甾醇、多糖等。黄柏所含小檗碱有促进胰岛β细胞修复作用，对2型糖尿病患者有明显降血糖效果，临床症状可基本消失，血清胰岛素水平上升。

◆ 车前子

车前子属于利水渗湿类中药。为车前科多年生草本植物车前或平车前的成熟种子。味甘，性寒。归肾、肝、肺、小肠经。有清热利湿、利尿通淋、清肝明目、清肺化痰的功效。

车前子主要成分有地黄苷、海藻苷、麦角甾苷、芹菜素、维生素B_1、多糖苷等。实验证明，从车前草的种子中分离出来的车前黏质 A 具有明显的降糖活性。

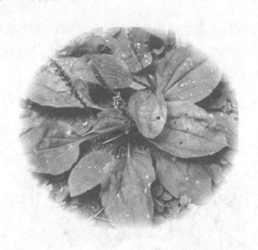

◆ 天花粉

　　天花粉属于清热泻火类中药。为葫芦科多年生宿根草质藤本植物栝楼的干燥块根。天花粉味甘、微苦、微酸，性微寒。归肺、胃经。既能清泻肺、胃之热，又能生津止渴、滋养肺胃之阴。

　　中医常用天花粉与其他中药相配伍，以治疗消渴（糖尿病）。常用天花粉配伍麦门冬、生地黄等以治疗肺、胃阴虚之消渴；用天花粉配黄连、生地黄、藕汁等泻火养阴，以治疗肺、胃火盛，阴亏津伤之消渴；天花粉常配伍生黄芪、葛根、知母等益气养阴药，以治疗气阴两虚之消渴。

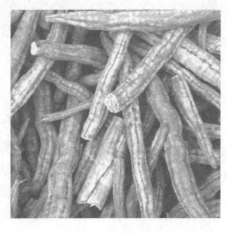

◆ 鬼箭羽

鬼箭羽为卫矛科植物卫矛具木栓质翅状物的枝条或翅状物。味苦，性寒，归肝经。有破血、通经、止痛、杀虫之功效。鬼箭羽制剂所含的有效成分草乙酸钠能使胰岛 α - 细胞萎缩，β - 细胞增生，加强胰岛素的合成和分泌，加速葡萄糖利用，从而降低血糖。

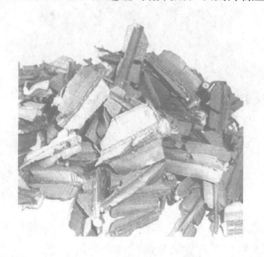

◆ 牛蒡子

牛蒡子为辛凉解表类中药。为菊科二年生草本植物牛蒡的成熟果实。味辛、苦,性寒。归肺、胃经。有疏散风热、宣肺透疹、清利咽喉、解毒消肿之功效。牛蒡子含牛蒡苷、牛蒡子酚、脂肪油、维生素 A 样物质、维生素 B_1 等。牛蒡子提取物能显著而又持久地降低血糖。

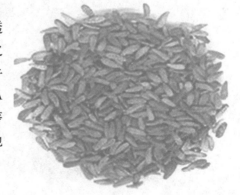

◆ 山茱萸

山茱萸属于固精、缩尿、止带药。为山茱萸科落叶小乔木山茱萸的成熟果肉。山茱萸味甘、酸，性温。归肝、肾经。善收敛固涩。

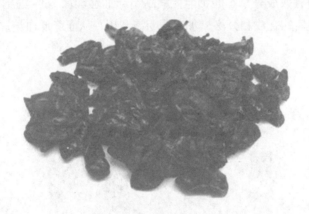

◆ 桔梗

桔梗为桔梗科多年生草本植物桔梗的根。味苦、辛，性平，有小毒。归肺、胃经。有宣肺祛痰、利咽排脓之功效。

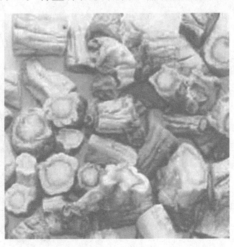

　　桔梗含桔梗酸、桔梗皂苷、桔梗多糖、生物碱等化学成分。现代研究发现，桔梗有降血糖、祛痰、镇咳、降血压、抗炎、抑菌、抗消化性溃疡、镇静、降血脂等作用。桔梗皂苷属三萜皂苷，可能是桔梗降血糖作用的有效成分。

◆ 威灵仙

　　威灵仙属于祛风湿、散寒药。为毛茛科植物威灵仙或多年生草本植物棉团铁线莲或东北铁线莲的根及根茎。威灵仙味辛，性温。归肝、膀胱经。

　　威灵仙含白头翁素、白头翁内酯、甾醇、糖类、皂苷、氨基酸等化学成分。现代研究发现，威灵仙有抗菌、降血糖、降血压、镇痛、抗利尿、抗疟疾、利胆排石等作用。

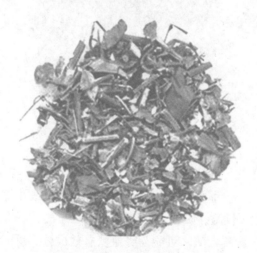

　　威灵仙可用于治疗糖尿病、高血压，还可治疗肝、胆、泌尿系统结石。

　　注意，威灵仙性猛善走，能耗伤气血，故气虚血少者不宜使用。

◆ 冬葵子

冬葵子属于利水渗湿类中药。为锦葵科一年生草本植物冬葵的成熟种子。味甘，性寒。归大肠、小肠、膀胱经。

冬葵子的主要成分有蛋白质、脂肪油、花青素、多糖类、黏液质、氨基酸等。从冬葵种子中分离到的肽聚糖 MVS-I 和肽聚糖 MVS-V 具有显著的降糖活性，此外锦葵科植物中含有十几种黏性多糖，均具有降血糖活性。

冬葵子甘寒清利，孕妇慎用。

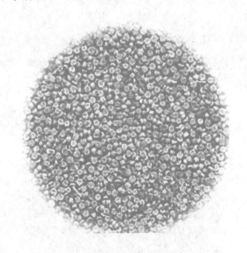

◆ 石榴皮

石榴皮属于收涩类中药。为石榴科落叶灌木或小乔木石榴的果皮。味酸、涩，性温。归胃、大肠经。

石榴皮中含乌索酸，可能为降血糖有效成分。研究表明，石榴皮的降血糖机制很可能类似盐酸苯乙胍，即提高周围组织对葡萄糖的利用率，而不是直接改善体内胰岛素的分泌功能。

值得注意的是，石榴皮含石榴皮碱，有毒性，故不宜大量及长期使用。

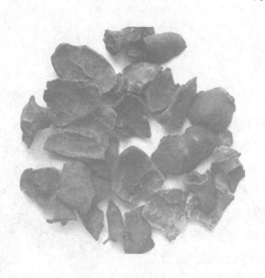

◆ 长春花

长春花属于抗肿瘤类中药。为夹竹桃科植物长春花的全草。味苦，性凉，有毒，有清热解毒、平肝潜阳、清心安神、抗癌之功效。

从长春花中已分离出 70 余种生物碱，主要是长春碱、长春新碱等。研究发现，长春花有降血糖、抗肿瘤、降血压、利尿、抗菌、

抗病毒作用。

◆ 昆布

昆布属于清热化痰药。为海带科植物海带或翅藻科植物昆布等的叶状体。味咸，性寒。归肝、肾、胃经。昆布含藻胶酸、昆布素、氨基酸及钙、碘、钾、硒、锰，钼、磷、镁、砷、硫胺素、核黄素等成分。

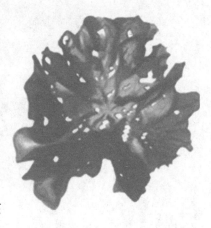

研究发现，昆布有降血糖、降压、强心、降血脂、抗肿瘤、抗凝血、增强免疫力、平喘止咳等作用。

◆ 桃胶

桃胶为蔷薇科植物桃树分泌出的树脂。味微甘、苦，性平。有和血、利尿、止渴之功效。树胶为多糖类物质，主要化学成分为半乳糖、鼠李糖、α-葡萄糖醛酸等。用于治疗糖尿病和乳糜尿，水煎服，每次10～15克。

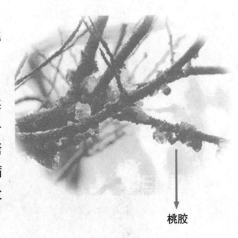

桃胶

◆ 白僵蚕

白僵蚕属于平肝息风药。为蚕蛾科昆虫家蚕的幼虫在未吐丝前，

因感染白僵菌而发病致死的
僵化虫体。白僵蚕味咸、辛，
性寒。归肝、肺经。

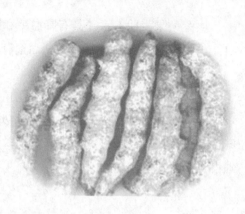

白僵蚕有息风止痉、祛
风止痛、解毒利咽、化痰散
结之功效。

白僵蚕含有促蜕皮甾
酮、油酸、亚油酸、硬脂酸、
蛋白酶、壳质酶、溶纤维蛋白酶、棕榈酸、棕榈油酸等，还含有铁、
镁、铜、锌、锰、钾、钠、钙等无机元素。

◆ 水芹

以伞形科水芹属植物水芹为药用正品，具有清热解毒、清肝利
胆功效。水芹既有降血糖作用，又有保护胰腺作用。水芹黄酮 20 毫
克／千克体重和四氧嘧啶 400 毫克／千克体重均使糖尿病实验动物
血糖明显降低，并促进正常动物及高血糖动物胰岛素释放，还能明
显降低血清三酰甘油。

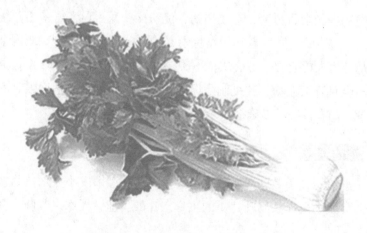

实验结果表明，水芹具有降血糖和降血脂作用，其降血糖作用可能与其促进胰岛 β 细胞释放胰岛素有关。

◆ 鸡内金

鸡内金属于消食类中药。为雉科动物家禽类家鸡的沙囊内壁。味甘，性平。归脾、胃、小肠及膀胱经。有健脾消食、涩精止遗、通淋化石之功效。

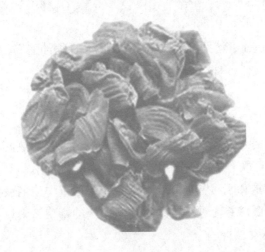

鸡内金含胃激素、胃蛋白酶、淀粉酶、角蛋白、氨基酸、维生素 C、尼克酸、维生素 B_1、维生素 B_2 等成分。研究发现，鸡内金能增加健康人胃液的分泌量，提高消化能力，加快胃排空速率。据报道，鸡内金可降低血糖，其机制是促进胰腺分泌胰岛素或是增强肌肉糖酵解，尚有待进一步确定。

◆ 五倍子

五倍子属于敛肺涩肠药。为漆树科落叶灌木或小乔木植物盐肤木、青麸杨或红麸杨叶片上的虫瘿。味酸、涩，性寒。归肺、肾、大肠经。有敛肺止汗，涩肠固精，解毒止血之功效。

五倍子的化学成分主要有没食子鞣质、没食子酸、树脂、脂肪、淀粉等。

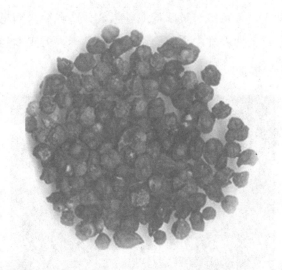

◆ 仙鹤草

仙鹤草属于收敛止血类中药。

为蔷薇科多年生草本植物龙芽草的全草。味苦、涩，性平。归肺、肝、脾经。

仙鹤草的化学成分有：仙鹤草素、仙鹤草内酯、鞣质、有机酸、皂苷、甾醇等。研究发现，仙鹤草有降血糖、止血、抗炎、抗菌及抗寄生虫作用。

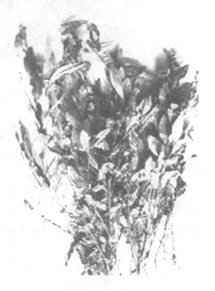

◆ 仙人掌

　　仙人掌作为一种中药材，被广泛用于治疗烧伤、肾脏病等。仙人掌还能去除体内脂肪，有一定减肥疗效。仙人掌含有丰富的钙、铁和多种维生素，可以有效降低血糖指数，适合糖尿病患者食用。还有学者报道，仙人掌中含有大量天然胰岛素，但实际功效尚未得到普遍认定。

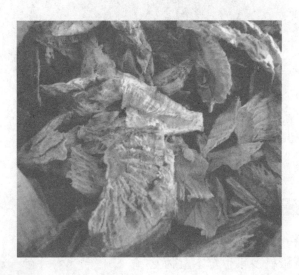

◆ 翻白草

　　翻白草又叫千锤打、无青地白、鸡脚爪等。性平，味甘、苦，无毒。可食用，也可药用。生、熟食均可。民间有人用翻白草泡茶喝，对消除尿糖有良效。近年来，临床观察发现，用翻白草治疗糖尿病有显著疗效，尤其是中、老年人2型糖尿病患者。如果能够坚持长期服用，就能把血糖、尿糖降下来，口渴、尿频等症状也会逐渐减轻或消失。

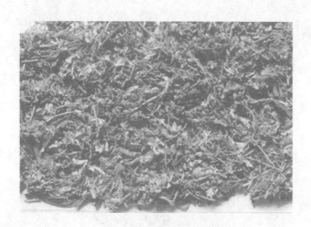

◆ 月见草

　　月见草中古有丰富的亚麻酸，可提高细胞膜的流动性和激活细胞中酶的活性，对防治糖尿病和高脂血症有一定的作用。

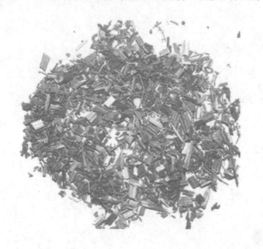

◆ 西洋参

　　研究人员最近发现，2 型糖尿病患者服用西洋参可降低血糖。实验研究证明，无论是餐前还是餐后服用，都可使高血糖降低 20%

左右。

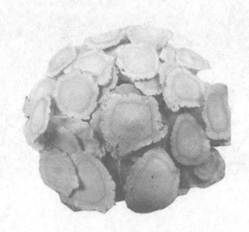

二、常用降糖中成药

◆ 糖尿乐

【成分】生山药、黄芪、生地黄、山茱萸、枸杞子、五味子、知母、葛根、红参、鸡内金等。

【功效】益气养阴,生津止渴,滋补脾肾。主治气阴两虚之消渴。症见口渴喜饮,消食易饥,消瘦肢乏,腰酸耳鸣,尿频量少或尿甜,舌质红,脉数无力。

【用法】口服,一次3~4粒,一日3次。

◆ 降糖舒

【成分】生晒参、生地黄、熟地黄、麦冬、刺五加、丹参、牡蛎、五味子、荔枝核等。

【功效】滋阴补肾,益气生津。主治2型糖尿病无严重并发症者。

症见口渴欲饮，多食易饥，尿频量多，神疲乏力，面色不华，舌质红或淡红，苔白，脉沉细。

【用法】口服，一次4~6粒，一日3次。

◆ 六味地黄丸

【成分】熟地黄、山茱萸、山药、茯苓、泽泻、牡丹皮。

【功效】滋补肝肾。主治轻、中度糖尿病属肝肾阴虚者。症见尿频量多，浊如脂膏，口干欲饮，形体消瘦，五心烦热，腰膝酸软，舌质红，舌体瘦而干，苔少或薄白，脉细或细数。

【用法】口服，一次8丸，一日3次。

◆ 济生肾气丸

【成分】熟地黄、炒山药、山茱萸、泽泻、茯苓、牡丹皮、肉桂、附子、川牛膝、车前子。

【功效】温补肾阳，利水消肿。主治肾阳不足型糖尿病，可见腰腿水肿、小便不利等症状。也可治疗慢性肾小球肾炎、慢性前列腺炎、前列腺增生、高血压和糖尿病性神经障碍等。

【用法】口服，遵医嘱。

◆ 参黄降糖片

【成分】人参皂苷、山药、生地黄、麦冬、五味子。

【功效】益气养阴，滋脾补肾。主治2型糖尿病，症见烦渴引饮，口干舌燥，乏力，尿频量多，消谷善饥，身体渐瘦，舌质红而干，苔薄黄，脉细无力。

【用法】口服，一次3粒，一日3次，或遵医嘱。

◆ 消渴灵片

【成分】地黄、五味子、麦冬、牡丹皮、黄芪、黄连、茯苓、红参、天花粉、枸杞子、石膏。

【功效】滋阴益肾，益气生津，止渴降糖。主治轻、中度非胰岛素依赖型糖尿病。

【用法】口服，一次8片，一日3次。

◆ 麦味地黄丸

【成分】麦冬、五味子、山药、茯苓、黄芪、熟地黄、山茱萸、泽泻、牡丹皮。

【功效】滋阴，润肺，益肾。主治肺肾阴虚型糖尿病，症见潮热、盗汗、咳嗽、咯血、头晕、目眩、耳鸣、口干、腰膝酸软、遗精和消渴等。

【用法】口服，遵医嘱。

◆ 龟鹿二胶丸

【成分】龟甲胶、鹿角胶、盐制巴戟天、盐炒补骨脂、续断、盐炒杜仲、熟地黄、当归、白芍、枸杞子、五味子、山药、山茱萸、麦冬、芡实、肉桂、炮附子、牡丹皮、泽泻、茯苓。

【功效】补肾助阳，补益精血。主治肾阳不足、精血亏虚型糖尿病，可见尿多、神疲乏力和肢冷畏寒等症状。

【用法】口服，遵医嘱。

◆ 消渴丸

【成分】葛根、黄芪、生地黄、天花粉、格列本脲（优降糖，西药）等。

【功效】滋肾养阴，益气生津。主治 2 型糖尿病。

【用法】饭前用温开水送服，一日 2 ~ 3 次，一次 5 ~ 10 丸，或遵医嘱。

◆ 甘露消渴胶囊

【成分】生地黄、熟地黄、党参、菟丝子、山茱萸、黄芪、麦冬、天冬、当归、茯苓、泽泻。

【功效】滋阴补肾，益气生津，清热泻火。主治 2 型糖尿病。

【用法】口服，一次 4 ~ 5 粒，一日 3 次，或遵医嘱。

◆ 知柏地黄丸

【成分】知母、黄柏、生地黄、山茱萸、牡丹皮、泽泻、茯苓、山药。

【功效】滋阴降火。主治阴虚火旺引起的糖尿病。症见烦渴引饮，口干舌燥，尿频量多，消谷善饥，舌质红而干，苔薄黄或苔少，脉滑数或细数。

【用法】口服，遵医嘱。

◆ 白僵蚕丸

【成分】白僵蚕。

【功效】滋阴活血、降糖。主治阴精亏虚兼有瘀血型糖尿病。症见尿频量多，浊如脂膏，口干欲饮，形体消瘦，面色晦暗，舌质红或暗，或舌下青筋紫暗怒张，苔薄白或少苔，脉细数或沉。

【用法】口服，遵医嘱。

◆ 仙灵骨葆

【成分】淫羊藿、续断、丹参、知母。

【功效】活血通络，强筋壮骨，滋补肝肾。主治肝肾不足，血瘀阻络所致的骨质疏松症。

【用法】口服，遵医嘱。

◆ 下消丸

【成分】莲子、麸炒山药、制何首乌、地骨皮、煅龙骨、金樱子、甘草、制远志、茯苓、芡实、莲须、菟丝子、酸枣仁、煨诃子、炒泽泻。

【功效】补肾固精、降浊导滞。主治尿频症状显著的糖尿病，尚可见遗精、精浊、遗尿等症状者。

【用法】口服，一次6克，一日2次。

◆ 大补阴丸

【成分】熟地黄、知母、黄柏、龟甲、猪脊髓。

【功效】滋阴降火。主治阴虚火旺引起的消渴。症见烦渴，口干舌燥，尿频量多，消谷善饥，舌质红，苔薄黄或苔少，脉滑数或弦细数。

【用法】口服，遵医嘱。

◆ 补肾益寿胶囊

【成分】红参、珍珠、灵芝、制何首乌、枸杞子、淫羊藿、丹参、甘草、黄精。

【功效】补益气血，健脾益肾。主治肾气不足型糖尿病，症见失眠、耳鸣、腰酸、健忘、胸闷气短、乏力、夜尿频数和性功能减退等。

【用法】口服，遵医嘱。

◆ 益肾消渴胶囊

【成分】生地黄、熟地黄、山药、枸杞子、麦冬、天冬、肉桂、牡丹皮、天花粉、北沙参、黄芪、牡蛎等。

【功效】滋阴固肾，缩尿降浊。主治小便频多、口渴心烦和腰酸乏力等症状的糖尿病。

【用法】口服，一次4粒，一日3次。

◆ 消渴平片

【成分】人参、黄连、天花粉、黄芪、枸杞子、沙苑子、葛根、五味子、天冬、知母、五倍子。

【功效】滋阴益肾,清热泻火。主治气阴两虚、阳虚火旺型糖尿病。

【用法】口服，一次6～8片，一日3次，或遵医嘱。

◆ 金芪降糖片

【成分】黄芪、金银花。

【功效】益气清热。主治消渴病，气虚有热，临床表现为口渴多饮，多食易饥，气短乏力的糖尿病患者。

【用法】口服，遵医嘱。

◆ 玉泉丸

【成分】葛根、天花粉、地黄、五味子、甘草等。

【功效】生津止渴，清热除烦，养阴滋肾，益气和中。主治轻、中型糖尿病属阴虚燥热者。症见烦渴引饮，口干舌燥，尿频量多，消谷善饥，舌质红而干，苔薄黄而少，脉滑数或弦细数。

【用法】口服，遵医嘱。

◆ 龟鹿补肾丸

【成分】炒龟甲胶、炒鹿角胶、炒菟丝子、蒸淫羊藿、蒸续断、蒸锁阳、熟地黄、蒸狗脊、蒸覆盆子、制何首乌、炒山药、炒酸枣仁、蜜炙黄芪、蜜炙甘草。

【功效】补肾助阳、补气益血、强壮筋骨。主治有精神疲乏、腰腿酸软、头晕、目眩、性欲下降、夜尿频多、失眠和记忆力减退等症状的糖尿病患者。

【用法】口服，一次 6 ~ 12 克，一日 2 次。

◆ 糖脉康颗粒

【成分】黄芪、生地黄、丹参、赤芍、黄精、牛膝等。

【功效】益气养阴，活血化瘀。主治 2 型糖尿病气阴两虚挟瘀者，对防治糖尿病慢性并发症也有一定作用。

【用法】口服，一次 1 袋，一日 3 次。

◆ 玉液消渴冲剂

【成分】黄芪、葛根、山药、知母、天花粉、鸡内金、五味子、太子参。

【功效】滋阴益气。主治糖尿病之乏力、口渴、多饮、多尿症状。

【用法】口服，遵医嘱。

◆ 石斛夜光丸

【成分】石斛、羚羊角、枸杞子、决明子、黄连。

【功效】滋阴补肾，清肝明目。主治糖尿病合并视网膜病变、白内障者。症见尿频量多，浊如脂膏，口干欲饮，形体消瘦，五心烦热，腰膝酸软，视物模糊，舌红无苔，脉细数。

【用法】口服，遵医嘱。

第二节　常用的降糖西药

2型糖尿病约占糖尿病人数的90%以上，大多数2型糖尿病患者主要以口服降糖药治疗为主。因此，选择和合理应用口服降糖药对2型糖尿病患者极其重要。刺激胰岛素分泌，解决胰岛素不足问题的口服降糖药包括磺脲药和格列奈两类；而不刺激胰岛素分泌，主要减轻胰岛素抵抗，减少糖分吸收的药物则包括双胍药类和噻唑烷二酮类；不刺激胰岛素分泌，延缓肠道碳水化合物吸收的药物是糖苷酶抑制剂类。这些药物结构不同，作用方法各异，但如果使用得当，都能产生满意的降糖效果。

常用口服降糖药的作用特点、使用方法及注意事项

类型	代表药物	作用特点	使用方法	注意事项
磺脲类	格列本脲（优降糖）格列奇特（达美康）格列喹酮（糖肾平）格列吡嗪（瑞易宁）等	主要通过刺激胰岛β细胞分泌胰岛素而发挥作用，适用于胰岛功能尚存在的糖尿病患者	除控释片每日1次外，其他磺脲类药物一般每日2～3次，每次餐前或餐时服	1. 胰岛功能几乎完全丧失的2型糖尿病及1型糖尿病患者，使用本药无效，且可加重胰岛功能的耗竭 2. 严格按照医嘱服用，避免低血糖发生 3. 发生糖尿病急性并发症及严重不良反应等情况均不宜使用本类药物
格列奈类	瑞格列奈（诺和龙）那格列奈（唐力）	能快速促进胰岛素分泌，降低2型糖尿病患者的糖化血红蛋白及餐后血糖。低血糖发生率低，安全性好	每日3次疗效优于每日2次，每次餐前服用即可	1. 适用于胰岛功能尚未丧失的2型糖尿病患者，但不宜与磺脲类降糖药合用 2. 与二甲双胍类合用可增加疗效，要注意低血糖反应

续表

类型	代表药物	作用特点	使用方法	注意事项
双胍类	二甲双胍（格华止）二甲双胍缓释片（唐必吩）	可以增加组织对胰岛素的敏感性，加强组织对葡萄糖的利用，抑制肠道对葡萄糖等营养物质的吸收。不引起体重增加和血胰岛素升高，适合肥胖的2型糖尿病患者	肠溶制剂及缓解制剂应整片吞服，在进食时或餐后服用。缓释片开始用量通常为每日1次，每次1片（0.5克），晚餐时服用，根据血糖和尿糖调整用量，每日最大剂量不超过4片（2克）	1. 剂量不当或肾功能低下者，可能会发生乳酸性酸中毒，使用本品应注意肾功能监测和选择合适的剂量2. 与乙醇同服时易导致乳酸性酸中毒发生，服用本品时应避免饮酒
噻唑烷二酮类	罗格列酮吡格列酮（艾可拓）	能加强胰岛素作用，减轻胰岛素抵抗。主要用于有胰岛素抵抗的2型糖尿病患者。单独使用不易引起低血糖，与二甲双胍合用降血糖作用更明显	单药治疗，也可与磺酰脲类或二甲双胍合并用药。本品起始用量为每日4毫克，单次服用。经12周治疗后，如需要，本品可加量至每日8毫克，分2次服用效果更佳	1. 对肝功能有一定影响2. 使血容量增加，引起水肿、贫血等3. 心脏疾患、肝或肾功能障碍、脑垂体或肾上腺功能不全、营养不良、老年及儿童患者慎用。哺乳妇女用药时应停止哺乳
α-葡萄糖苷酶抑制药	阿卡波糖（拜唐苹）伏格列波糖（倍欣）	抑制小肠上皮细胞表面的α-葡萄糖苷酶，从而延缓糖类的吸收，主要降低餐后血糖。但是一般不引起营养吸收障碍	每天3次，嚼碎与第一口饭同服	1. 不能作为1型糖尿病患者的主要治疗药2. 用药前应常规检测肝肾功能，对有肝肾功能损害者不宜使用3. 如发生低血糖，应静脉注射或口服葡萄糖治疗。服用蔗糖或一般甜食无效

一、磺脲类降糖药

磺脲类药物是最早应用的口服降糖药之一，现已发展到第三代，仍是临床上 2 型糖尿病的一线用药。它的主要作用是刺激胰岛素分泌，使身体产生足够的胰岛素以利于降低血糖。所以，磺脲药的适用对象应该是血糖比较高，但还有潜在胰岛素分泌能力，又不过于胖的 2 型糖尿病患者。餐前 30 分钟服药效果最佳。

常用磺脲类药的特点、服用方法和注意事项

分类	药名	药物强度	适应证	服用方法	不良反应	注意事项
第一代	甲苯磺丁脲（D860）	药效时间短，降糖作用缓和，强度为1，很少引起低血糖	适用于单用饮食控制疗效不佳的轻、中度2型糖尿病	每片0.5克，每日剂量0.5～3.0克。每日1.0～1.5克开始，分2～3次饭前服用。观察血糖变化，3～4日调整次，直至获得满意疗效，然后以此作为维持量。最大剂量每日3克	可有腹胀、恶心、呕吐、头痛、皮疹少见，而严重者得有黄疸、肝功能障碍、骨髓抑制、粒细胞减少、血小板减少症等	宜空腹服用。并同时饮水250毫升。肾功能减退者需调整给药剂量。对本类药物过敏者，严重感染或外科手术本末、肝肾功能不全者、孕产妇等禁用、运动员慎用、老年患者宜从小剂量开始
	格列本脲（优降糖）	作用强而持久，降糖作用是甲苯磺丁脲的200～500倍	适应证同甲苯磺丁脲。老年患者应首选甲苯磺丁脲，或从小剂量开始用本品	每片剂量2.5毫克，每日2～3次，每次1.25～2.5毫克，最大剂量为每日15毫克，应在餐前30分钟时服用	可有胃肠不适、发热、皮肤过敏、血象改变等。使用剂量不当，会产生严重的低血糖反应	体质虚弱、高热、恶心和呕吐、甲状腺功能亢进症、老年患者应慎用。孕妇、乳母不宜服用
第二代	格列齐特（甲磺吡脲、达美康）	作用缓和，强度是甲磺丁脲的3～30倍	用于成年后发病单用饮食控制无效且无酮症倾向的轻、中型糖尿病。可用于防治糖尿病引起的血管并发症	每片剂量80毫克，每日2～3次。餐前30分钟服用，最大剂量为每日320毫克。开始40～80毫克，早、晚餐前服用，以后可根据血糖调至每日160～320毫克，分2～3次服用。老年患者每日80毫克	偶有红斑、荨麻疹、血小板减少、粒细胞减少、贫血等，严重肝肾功能不全者，对磺脲类药物过敏者禁用	妊娠妇女禁用。伴有酮症糖尿病、糖尿病性昏迷等，均需注射胰岛素，不能单独应用本品。可致血象改变，应定期检查血象

续表

分类	药名	药物强度	适应证	服用方法	不良反应	注意事项
	格列喹酮（糖适平、糖适平）	作用缓和，强度是甲苯磺丁脲的20倍	适用于2型糖尿病伴肾功能不良者，用其他口服药反复发生低血糖类药疗效不佳者	每片30毫克，每日3次，最大剂量为每日180毫克，饭前30分钟服用。作用持续时间为10～12小时	可有低血糖、发热、皮疹、恶心等	胃肠反应一般为暂时性的，有皮肤过敏反应须停用。1型糖尿病患者、糖尿病昏迷或酮症前期、糖尿病合并酸中毒或敏感者、妊娠、哺乳期及晚期尿毒症患者禁用
第二代	格列吡嗪（吡磺环己脲、美吡哒）	格列吡嗪的作用强度仅次于格列本脲，但半衰期较短	用于轻、中度2型糖尿病，对无症状患者有显著高血糖又对胰岛素有抵抗性的可加用本品	每片剂量为5毫克，每次剂量为2.5～10毫克，每日最大剂量为30毫克	偶有胃肠道反应、头晕、头痛，暂时性皮疹；有见低血糖症，有肝毒性，并且是剂量相关的	对本品过敏者禁用。对2型糖尿病有酮症倾向，合并严重感染及伴有肝肾功能不全者，糖尿病昏迷者，孕妇禁用
	格列波脲（克糖利、甲磺冰脲）	强度是甲苯磺丁脲的40倍	用于轻、中度2型糖尿病	口服开始12.5毫克，早餐前或早餐午餐前各1次，也可6.25毫克，一日3次，三餐前服，必要时7日后递增每日12.5毫克，服用量一般为每日不超过75毫克	胃肠道反应及皮肤反应，无较大效降糖糖药的重叠累积的低血糖	很少发生低血糖，主要经肾排泄，肾功能不全者慎用
第三代	格列美脲（亚莫利）	为磺脲类降糖药中的中长效制剂，与第一代和第二代相比，相同剂量的格列美脲具有更大的降糖活性和起效快的特点	适用于2型糖尿病。对心血管系统影响大，具有抗动脉粥样硬化作用，基本经尿道和胆道排泄，可用于轻、中度肾功能损害患者	初始剂量为1毫克，每日1次，以后根据血糖监测结果逐渐增加剂量，如每1～2周增加1毫克，一般每日剂量最为1～4毫克，仅少数每日剂量为6～8毫克。一般每日1次，早餐前服用，服用时不得嚼碎	可引起低血糖，在治疗开始阶段，可能对视力产生暂时性影响，偶见胃肠道症状及过敏或皮肤过敏反应；可能出现严重的血象改变	对本品过敏者、1型糖尿病患者、糖尿病酮症酸中毒及高渗者、综合征患者、严重肝肾功能损害者和透析者、妊娠和哺乳期妇女禁用

二、格列奈类降糖药

格列奈类药物通过与胰岛 β 细胞膜上的磺酰脲受体结合，刺激胰腺在进餐后更快、更多地分泌胰岛素，从而有效地控制餐后高血糖。格列奈类药物与磺酰脲受体结合与解离较快，因此能改善胰岛素早时相分泌，减轻胰岛 β 细胞负担，减轻后期的代偿性高胰岛素血症，不会引起胰岛 β 细胞功能衰竭，是一种前景看好的降糖新药。

格列奈类药物用于经饮食治疗仍不能有效控制血糖的 2 型糖尿病患者。可与二甲双胍、噻唑烷二酮类或 α - 葡萄糖苷酶抑制药合用，对控制血糖有协同作用。轻度肾功能不全的患者也可服用本药。该药对于肥胖与非肥胖的 2 型糖尿病患者有同等疗效。

常用的格列奈类药物作用特点、适应证、不良反应、禁忌证

代表药物	作用特点	适应证	不良反应	禁忌证
瑞格列奈（诺和龙、孚来迪）	为新型短效口服促胰岛素分泌降糖药。刺激胰腺释放胰岛素使血糖水平快速地降低。具有葡萄糖依赖性、代谢迅速、随餐服用、不易在体内蓄积及代谢产物无降糖作用等特点，经胃肠道快速吸收，血浆半衰期约为1小时	单纯饮食控制及运动锻炼不能有效控制高血糖的 2 型糖尿病	不良反应较轻，主要为低血糖、视觉异常、胃肠道反应（如腹痛、腹泻、恶心、呕吐和便秘）、肝功酶指标升高（多数病例为轻度和暂时性）、过敏反应（如皮肤瘙痒、发红、荨麻疹）	怀孕期、哺乳期妇女；对本品过敏患者；1 型糖尿病、C-肽阴性糖尿病、糖尿病酮症酸中毒患者；妊娠或哺乳妇女；12岁以下儿童；严重肾功能或肝功能不全患者；与CYP3A4肝药酶抑制药或诱导药如利福平、苯妥英钠等合并治疗时

续表

代表药物	作用特点	适应证	不良反应	禁忌证
那格列奈（唐力）	能够保护残存胰岛β细胞功能，并极少发生低血糖。起效迅速，餐前给药就可以快速有效调节血糖。服用后迅速吸收，药物浓度平均峰值通常出现在服药1小时内。必须餐前口服	经饮食及使用二甲双胍不能有效控制高血糖的2型糖尿病患者，可与二甲双胍联合应用，但不能替代二甲双胍	低血糖，极少患者出现肝功能异常，极少有过敏反应的报道。胃肠道反应（腹痛、消化不良、腹泻）、头痛、轻微水肿以及乳酸、丙酮酸、尿酸、血清钾升高等	对药物的活性成分或任何赋形剂过敏；1型糖尿病（胰岛素依赖型糖尿病）；糖尿病酮症酸中毒

　　值得注意的是，瑞格列奈可致低血糖，与二甲双胍合用会增加发生低血糖的危险性。如果合并用药后仍发生持续高血糖，则不能再用口服降糖药控制血糖，而须改用胰岛素治疗。在发生应激反应时，如发热、外伤、感染或手术，可能会出现高血糖，应改用胰岛素治疗。患糖尿病的司机必须慎用，以避免开车时发生低血糖。

三、双胍类降糖药

　　双胍类降糖药分子中有两个胍基，所以叫双胍类。代表药物为二甲双胍，目前在临床应用非常广泛。双胍类直接作用于糖的代谢过程，促进糖的无氧酵解，增加肌肉、脂肪等外周组织对葡萄糖的摄取和作用，加强糖的代谢，从而降低血糖。同时保护已受损的β细胞功能，以免受进一步损害，有利于糖尿病的长期控制。双胍类还抑制肠道吸收葡萄糖，抑制肝糖原异生，减少肝糖原的输出，使糖尿病患者血糖及糖化血红蛋白降低，同时保护重要脏器（如肾等）。双胍类还可抑制胰高血糖素释放，使该激素升糖效应减弱，也有利于血糖的降低。

二甲双胍的作用特点、适应证、服用方法、不良反应

作用特点	适应证	服用方法	不良反应
单独应用时对正常血糖无明显影响（磺脲类药物对正常人也有降糖作用），该药低血糖发生率较低。无促进脂肪合成的作用，所以适用于肥胖患者	单纯饮食控制不满意的2型糖尿病患者；非肥胖型2型糖尿病患者（与磺脲类药联用可增强降糖效应）；1型糖尿病患者（与胰岛素联用，可加强胰岛素作用，减少胰岛素剂量）；不稳定型糖尿病患者	每日剂量范围250～2 000毫克，分2～3次于餐前或餐中服。可从每日500毫克开始，1周后调整剂量，直到获得血糖控制或最大耐受量为止（剂量调整要在医生指导下进行）	乳酸性酸血症和酮血症，在治疗剂量范围内使用该药，引起乳酸性酸中毒较低；腹泻、恶心、呕吐、胃胀、乏力、消化不良、腹部不适及头痛；少见者为低血糖、肌痛、头晕、皮疹、出汗增加等；此外，可减少维生素B_{12}吸收，但极少引起贫血

患有以下疾病或有以下症状的患者需谨慎使用：①肾疾病肾功能障碍；②需要药物治疗的充血性心力衰竭和其他严重心、肺疾病患者；③严重感染和外伤，大手术，有低血压和缺氧等临床表现者；④已知对二甲双胍过敏者；⑤急性或慢性代谢性酸中毒患者；⑥酗酒者；⑦接受血管内注射碘化造影剂者；⑧维生素B_{12}、叶酸缺乏未纠正者。

四、α-葡萄糖苷酶抑制药

α-葡萄糖苷酶抑制药是一类以延缓肠道糖类吸收而达到治疗糖尿病的口服降糖药物。竞争性抑制肠黏膜上皮细胞的α-葡萄糖苷酶（主要是淀粉酶、双糖酶），延缓食物中淀粉、多糖等分解成葡萄糖，减慢葡萄糖的吸收，降低餐后血糖。α-葡萄糖苷酶抑制药不刺激β细胞分泌胰岛素，但可降低餐后胰岛素水平，说明可增加胰岛素的敏感性。

目前市场上α-葡萄糖苷酶抑制药

代表药物	作用特点	适应证	服用方法	不良反应	禁忌证
阿卡波糖（拜唐苹）	口服后很少被吸收，避免了吸收所致的不良反应，口服200毫克后，血浆半衰期为3.7小时，血浆蛋白结合率低，主要在肠道降解或以原形方式随粪便排泄，长期服用未见积蓄	配合饮食控制治疗2型糖尿病	餐前即刻整片吞服，或与前几口食物一起咀嚼服用，剂量因人而异。一般推荐剂量为：起始剂量每次50毫克，每日3次。以后逐渐增加至每次0.1克，每日3次。个别情况下，可增至每次0.2克，每日3次或遵医嘱	常有胃肠胀气和肠鸣音，偶有腹泻，极少见有腹痛。如不控制饮食，胃肠道不良反应可加重。如控制饮食后仍有严重不适症状，应暂时或长期减小剂量。个别病例可能出现诸如红斑、皮疹和荨麻疹等皮肤过敏反应	对阿卡波糖过敏者；糖尿病昏迷及昏迷前期，酸中毒或酮症患者；有明显消化和吸收障碍的慢性胃肠功能紊乱患者；患有由于肠胀气而可能恶化的疾病的患者；严重肝肾功能损害患者；孕妇、哺乳期妇女及18岁以下患者安全性不明确，故不宜服用

代表药物	作用特点	适应证	服用方法	不良反应	禁忌证
伏格列波糖（倍欣、安诺）	在体内几乎不被代谢，大部分以原形药物自尿和粪便中排出	只适用于饮食疗法、运动疗法或口服降糖药或胰岛素没有得到明显效果时	通常成年患者每次0.2毫克（每次1片），每日3次餐前口服。疗效不明显时，经充分观察后可以将每次用量增至0.3毫克（每次1.5片）	单用偶见低血糖（不到0.1%）；少数患者出现腹部胀满、肠排气增加等，偶尔出现肠梗阻样症状；偶尔出现伴随黄疸、转氨酶升高等的严重肝功能障碍（不到0.1%）；有时可见腹泻、腹痛、便秘等消化系统反应；偶见过敏反应	严重酮症、糖尿病昏迷或昏迷前的患者禁用；严重感染、严重创伤、手术前后的患者不适用；有过敏史的慎用；正在服用其他降糖药的患者同时服用该药时，应减少用药剂量；重度疝、肠狭窄、溃疡、勒姆里尔德（Roemheld）综合征、严重肝肾功能障碍的患者慎用
米格列醇（奥恬苹）	降低餐后血糖，显著控制糖化血红蛋白，保护心肌，有效改善2型糖尿病的血糖	配合饮食控制治疗糖尿病，可单独或联合用药	剂量须参照其疗效与患者耐受量而定，但不可超过最大推荐量（100毫克，每日3次）。推荐的初始剂量为25毫克，每日正餐前服用，每日3次。维持剂量：50毫克，每日3次。最大剂量：100毫克，每日3次	最常见的不良反应是胃肠道症状，主要表现为腹痛，腹泻，胃胀气；皮疹发病率为4.3%，通常是暂时性的；血清铁含量降低，但是大多数患者都是暂时性的且未见血色素降低和其他血液学指标异常	糖尿病酮症酸中毒者；炎性肠病、结肠溃疡、部分性肠梗阻、易感染性肠梗阻者；慢性肠道疾病伴有明显胃肠功能失调，或进一步加重出现肠胀气炎性肠病者；对该药物或其成分过敏者

五、噻唑烷二酮类降糖药

噻唑烷二酮类降糖药是一类较新的胰岛素增敏剂，能明显增强机体组织对胰岛素的敏感性，改善脂肪代谢紊乱，抑制血小板聚集、炎症反应和内皮细胞的增生及延缓蛋白尿的发生，主要用于 2 型糖尿病。这类药物的代表药物为罗格列酮、吡格列酮。

罗格列酮、吡格列酮的作用特点、适应证、不良反应、禁忌证

	作用特点	适应证	不良反应	禁忌证
罗格列酮（文迪雅）	可通过增加组织对胰岛素敏感性，提高细胞对葡萄糖的利用而发挥降低血糖的疗效，可明显降低空腹血糖及胰岛素和C-肽水平，对餐后血糖和胰岛素亦有明显的降低作用。使糖化血红蛋白（HbAlc）水平明显降低	适用于经饮食控制和锻炼治疗效果仍不满意的 2 型糖尿病患者。本品可单独应用，也可与磺脲类合用治疗单用磺脲类血糖控制不佳的2型糖尿病患者	单独应用很少引起低血糖（<2%）；在治疗 2 型糖尿病的对比试验中，丙氨酸氨基转移酶（ALT）水平升高的发生率大于正常的3倍，建议患者定期监测肝功能；轻至中度水肿及轻度贫血	单服本品无须调整剂量，但禁与二甲双胍合用，因二甲双胍对肾有损害；对本品过敏患者禁止使用
吡格列酮（艾可拓）	该药主要通过增强靶组织对胰岛素敏感性而起效。吡格列酮具有良好的降低血糖作用，亦可降低胰岛素水平，但不破坏血糖和胰岛素之间的负反馈平衡，不易产生低血糖	只适用于饮食和（或）运动疗法达不到充分效果，或推断有胰岛素抵抗的2型糖尿病患者	有可能出现水肿；加重或出现心力衰竭；引起肝功能障碍或黄疸。所以，服药期间应定期进行肝功等血液检查	下列患者或情况禁用：心力衰竭或有心力衰竭史、严重酮症、1型糖尿病、严重肝或肾功能障碍、严重感染症、手术前后、严重创伤、孕妇等。下述患者或情况慎用：心脏疾患、肝或肾功能障碍、脑垂体或肾上腺功能不全、营养不良或饥饿状态、过度饮酒者，老年患者等。哺乳妇女用药时应停止哺乳。儿童不宜使用

综上所述，目前口服降糖药有 5 大类，它们的作用机制与特点各不相同，完全可以联合使用。原则上讲，任何一类口服降糖药中的一种均可与另一类口服降糖药中的一种合用，但临床工作中一般不建议患者 3 种口服降糖药物联合使用。此外，任何一类口服降糖药也均可与胰岛素合用，但刺激胰岛素分泌的药物只建议格列美脲与胰岛素联合使用。目前陆续上市的第 6 类口服降糖药是 DPP-4 抑制剂，如沙格列汀，其疗效和安全性已获得初步认识。

降糖药物的选择是个非常复杂的问题，医生一般会根据患者的体重、血糖控制情况、胰岛素分泌能力、有无并发症及脏器功能损伤情况等来确定使用哪一种降糖药物。可以说患者的情况千差万别，用药情况也得具体情况具体分析，别人用着好的药物未必适合自己，新药贵药也未必是适合自己的好药。每种药物的作用机理及作用环节不同，有着不同的服用时间，在常用的降糖药物中，需要在饭前服用的药物有磺脲类药物；需与第一口主食嚼服的药物为糖苷酶抑制药；为克服胃肠道反应，双胍类药物可以在进餐时或饭后服用。否则一方面达不到应有的降糖效果，另一方面，又可能造成低血糖的发生。

六、胰岛素治疗

糖尿病是由胰岛素作用不足导致的疾病，作为治疗手段，可以体外注射补足胰岛素。事实证明，胰岛素疗法是目前疗效最好的治疗糖尿病的方法。

另外，应注意在注射胰岛素的同时，饮食疗法和运动疗法也要规范进行，不能因为症状减轻而任意停止注射。

（一）需要采用胰岛素疗法的患者

是否需要采用胰岛素疗法是由患者的病情和身体状况决定的。实际上需要注射胰岛素的患者在一般情况下，只有以下几种：

（1）全部1型糖尿病患者。

（2）2型糖尿病患者出现以下情况时：①饮食及口服降糖药物治疗血糖控制不佳；②出现糖尿病急性并发症，如酮症酸中毒、高渗性昏迷；③有严重糖尿病慢性并发症，如肾脏病变（Ⅲ期以后）、神经病变、急性心肌梗死、脑血管意外（卒中）、肝肾功能不全、消耗性疾病、消瘦；④合并其他应激状态，如重症感染、创伤、大手术等。

（3）妊娠糖尿病或糖尿病妊娠及分娩。

（4）全胰腺切除引起的继发性糖尿病。

（二）视情况而定的是否采用胰岛素疗法的患者

以下必须视情况而定是否注射胰岛素：

（1）同时应用饮食疗法、运动疗法、口服药物疗法仍不能很好控制血糖的2型糖尿病患者。

（2）不得不服用肾上腺皮质激素等才能使血糖控制的恶化药物的2型糖尿病患者（肾上腺皮质激素会使血糖升高）。

（3）肝肾功能衰竭的2型糖尿病患者。

（三）胰岛素制剂种类

胰岛素制剂种类很多，分类可按来源不同或作用快慢和维持时间长短进行分类。

◆ 按制剂来源不同分类

（1）动物胰岛素：包括猪胰岛素和牛胰岛素。

（2）合成胰岛素：通过基因工程技术将人胰岛素基因插入酵母菌质粒或大肠杆菌质粒中，获得人胰岛素。

◆ 按作用快慢和维持时间长短分类

常用胰岛素制剂特点、作用时间及用法

分类	部分商品名	特点	作用时间	基本用法
超短效胰岛素	诺和锐，优泌乐	起效快，达峰早，峰值集中，低血糖发生率低。可用于胰岛素泵和静脉注射治疗	注射后15分钟起作用，达峰时间1～2小时，持续时间为3～4小时	按照医嘱剂量，餐时皮下注射；亦可用于胰岛素泵和静脉注射治疗
短效胰岛素（正规胰岛素）	甘舒霖R，诺和灵R，优泌林R	起效快，达峰早，但较超短效胰岛素慢，可用于胰岛素泵和静脉注射	注射后30分钟起作用，达峰2～4小时，持续时间5～8小时	按照医嘱剂量，餐前30分钟皮下注射；亦可用于胰岛素泵和静脉注射治疗
中效胰岛素（中性鱼精蛋白胰岛素）	甘舒霖N，诺和灵N，优泌林N	起效较慢，作用时间长	注射后2～4小时起效，达峰6～12小时，持续时间16～24小时	按照医嘱剂量，餐前或者睡前皮下注射
长效胰岛素（鱼精蛋白锌胰岛素）	长秀霖，来得时，地特胰岛素	作用时间长，平稳，峰值不明显	注射后4～6小时起效，持续24～36小时	按照医嘱剂量，餐前或者睡前皮下注射
预混胰岛素（70%中效人胰岛素与30%人正规胰岛素混合制剂；或两者各半混合制剂）	甘舒霖30R、40R、50R，诺和灵30R、50R，优泌林70/30	起效快，达峰早，作用时间长	注射后30分钟起效，达峰时间为2～12小时，持续时间18～24小时	按照医嘱剂量，餐前30分钟皮下注射
	诺和锐30R，优泌乐25R、50R	起效快，达峰早，作用时间长	注射15分钟内起效，达峰时间1～2小时，持续时间为18～24小时	按照医嘱剂量，餐时皮下注射

（四）使用胰岛素制剂的不良反应

◆ 低血糖反应

胰岛素治疗最常见的不良反应是低血糖反应。大多由于胰岛素剂量过大、进食不足或延迟等因素造成。

避免低血糖反应的主要措施是经常监测血糖，使血糖水平处在一个相对安全的范围内。

◆ 水肿

因使用胰岛素而引起的水肿是暂时性的，轻者数天内就可自行消退，重者 1 ~ 2 周内消退，一般不必特殊治疗。

水肿严重者，可用利尿剂对症治疗。对有血压增高或有肾脏病、心脏病者则应给予相应治疗。

◆ 过敏反应

与人胰岛素相比，普通的动物胰岛素因其纯度不高，引起过敏反应的发生率要高一些。常见的是局部过敏，表现为注射处红肿、灼热、瘙痒、皮疹、皮下硬结。

局部过敏的处理方法有：①换用另一品牌胰岛素制剂。②经常变换打针的部位。③必要时口服抗组胺药。

全身的过敏反应很少见。主要表现为：荨麻疹、紫癜、血清病样反应、血管神经性水肿、支气管痉挛，甚至过敏性休克。

全身过敏的处理方法有：①改用高纯度人重组胰岛素，对用人重组胰岛素过敏者，改用胰岛素类似物，如诺和锐、优泌乐、甘精胰岛素等。②如2型糖尿病患者情况许可，可暂时停用胰岛素，待过敏消失后，再进行脱敏治疗。若不能停用胰岛素，必须立即脱敏治疗，这需要在医院进行。③必要时口服抗组胺药，重者应予糖皮质激素或肾上腺素治疗。

◆ 其他反应

①还可出现皮下脂肪萎缩。

②如胰岛素反复注射于同一部位，可形成皮下硬结。

③在开始胰岛素注射的1～2周内，或原来病情控制不佳，胰岛素治疗后使血糖迅速下降者，可出现暂时性胰岛素性水肿和短期视力模糊（是屈光不正引起的）。

④使用胰岛素的糖尿病患者易引起体重增加。如肥胖者，使用胰岛素时一定要加强饮食控制和运动治疗。

（五）胰岛素注射部位及注射方法

胰岛素可以注射在腹部、手臂上及外侧、大腿前侧及外侧、臀部。不同注射部位对胰岛素的吸收速度不同，按由快至慢的速度分为：腹部、手臂上及外侧、大腿前侧及外侧、臀部。

注射部位要勤换，因为固定注射同一个地方，会引起皮下组织萎缩，吸收也不好。应有规律地轮换注射部位和区域，可按照左右对称轮换的原则。不要在距脐部5厘米的范围内注射胰岛素。

由于肌肉层吸收快，易引起低血糖，因此胰岛素应注射在皮下组织层，而不是肌肉层，其正确的方法是：捏起皮肤注射，同时使用短而细的针头。

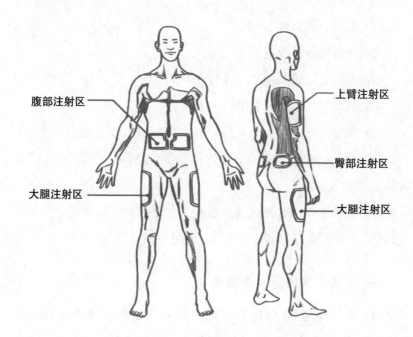

腹部注射区

上臂注射区

臀部注射区

大腿注射区

大腿注射区

　　儿童和消瘦的成年人以45°进针，注射时捏起皮肤。正常体重成年人垂直于皮肤进针注射时轻捏起皮肤。肥胖的成年人垂直皮肤进针，注射大腿时轻捏皮肤，注射腹部时不捏起皮肤。

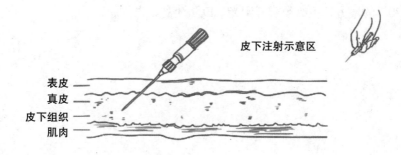

皮下注射示意区

表皮

真皮

皮下组织

肌肉

（六）注射胰岛素的注意事项

（1）注意监测血糖；

（2）不能随便更改剂量；

（3）定时定量进餐和进行适当的体育活动；

（4）胰岛素从冰箱中取出后应该恢复到室温后再用；

（5）选择合适的注射部位，运动前后避免选择上下肢进行注射；

（6）交替选择注射部位，两次注射部位之间应该至少间隔 2.5 厘米；

（7）胰岛素应该注射入皮下组织，如果注射入肌肉中，由于吸收较快，可能导致低血糖；针头不能反复利用。

（七）胰岛素储存注意事项

（1）胰岛素要避免日晒，应在 10℃ 以下的温度中冷藏，在 2℃ ~ 8℃ 的冰箱冷藏室中可保持活性 2 ~ 3 年不变。

（2）不能冷冻，温度过高或过低均可导致胰岛素失效。

（3）已经开封的胰岛素，室温保存 1 个月后，剩余的部分应丢弃。

（4）注射胰岛素时，应将胰岛素放在温度不超过 30℃ 并大于 20℃ 的地方，但必须避开阳光，以防胰岛素失效。

第七章

中医外治疗法

第一节 按摩疗法

一、手部按摩疗法

手部按摩对糖尿病的治疗主要是调节中枢神经系统的功能，通过神经－体液调节机制，激发各内分泌腺功能的活性，特别是胰岛功能的活性，使其分泌功能较大程度地恢复或完全恢复。穴位刺激对初期的糖尿病患者非常有效。每天持续不断进行，可预防病况恶化。进行一定时日后，甚至可以消除不舒服的症状，减轻并发症。

【有效穴位】

选择曲池、手三里、劳宫、合谷、阳池等穴位。

【有效反射区】

推按或点揉胰腺、肾、垂体、肾上腺、腹腔神经丛、甲状腺、输尿管、膀胱、胃、十二指肠等反射区。

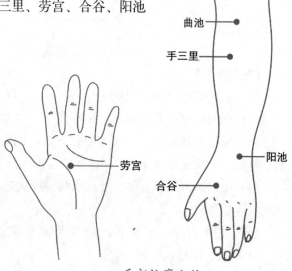

手部按摩穴位

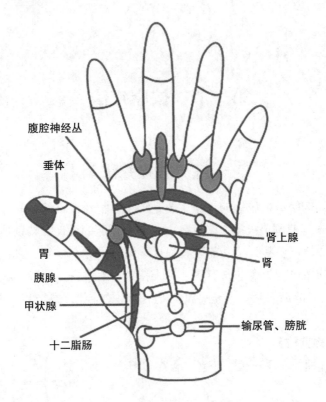

手部按摩反射区

【按摩方法】

（1）掐按劳宫穴 50 ～ 100 次。

（2）点按曲池、手三里、合谷等 50 ～ 100 次。

（3）重点掐按劳宫穴，可多掐按几次，因为此穴是治疗体内瘀血的特效穴，反复刺激此穴，可改善全身的血液循环。

（4）在胰腺、胃、垂体、肾、腹腔神经丛处点按 50 ～ 150 次，以稍有疼痛为宜。

（5）在肾上腺、甲状腺、输尿管、膀胱、十二指肠区推压 50 ～ 100 次，以感觉酸胀为宜。

二、头部按摩疗法

头部按摩对糖尿病的治疗主要是调节中枢神经系统的功能，通过神经－体液调节机制，激发各内分泌腺功能的活性，特别是胰岛分泌功能的活性，使其分泌功能趋向恢复。需要说明的是，头部按摩对糖尿病只是一种辅助康复治疗，不能完全替代药物治疗。

【有效穴位】

经穴与经外奇穴：印堂、太阳、睛明、四白、风池等穴。

耳穴：胰、神门、内分泌、皮质下、肺、胃、肾、肝、脾等穴。

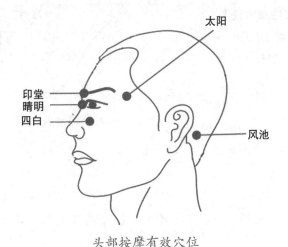

头部按摩有效穴位

【头部按摩方法】

（1）四指并拢分抹前额至头两侧，反复操作 2 分钟。

（2）食指指腹按揉印堂、太阳、睛明、四白穴各 1 分钟。

（3）双手拇指指端压在风池穴上，逐渐用力，按揉 2 分钟，以产生局部酸胀感为佳。

（4）拇指置于头顶前部，其余四指指端扫散头侧部，左右各30次，此法可用梳子梳头来代替。

（5）五指由前向后拿捏头顶，至后头部改为三指拿捏法，顺势由上向下拿捏颈项部，反复操作3～5次。

【耳部按摩方法】

（1）每次取2～4穴，将王不留行子1粒，置于0.5厘米×0.5厘米的小方胶布上，贴敷于耳穴上，用食指、拇指捻压至酸沉麻木或疼痛为佳，每日按压3～5次。

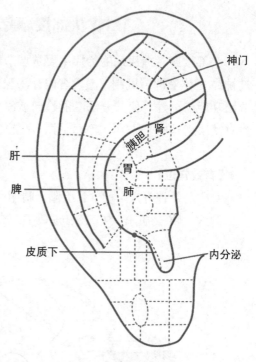

耳部按摩有效穴位

（2）每次贴一侧耳，两耳交替，每次贴敷两天，每周贴敷2次，10次为1疗程。疗程间隔5～7天。因糖尿病患者皮肤破损不易愈合，所以按揉时应轻柔，如皮肤敏感，应缩短贴压时间，以免损伤皮肤。

三、足部按摩疗法

足部按摩对糖尿病的治疗主要是调节中枢神经系统的功能，通过神经－体液调节机制，激发各内分泌腺功能的活性，特别是胰岛分泌功能的活性，使其分泌功能部分恢复或完全恢复。运用足部按摩治疗的糖尿病患者多数是轻型或中型的，重型的较少。疗效都较为满意，但需坚持长期治疗。

【有效反射区】

肺、肾、垂体、胰腺、肾上腺、腹腔神经丛、甲状腺、输尿管、胃、十二指肠、大肠、小肠等反射区。

【按摩手法】

（1）单指叩拳法推压肾上腺、肺、甲状腺、输尿管、膀胱、各肠反射区，各 50 ~ 100 次，以有酸胀感为宜。

（2）单指叩拳法点按胰腺、胃、垂体、肾、腹腔神经丛反射区，各 50 ~ 100 次，以稍有疼痛感为宜。

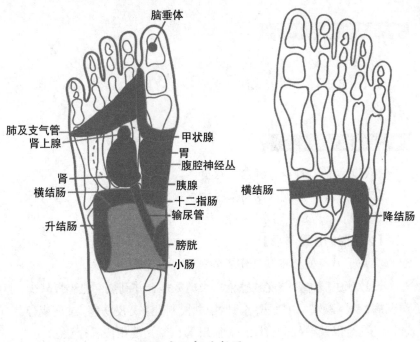

糖尿病足部反射区

第二节 拔罐疗法

拔罐疗法治疗糖尿病的机制为：罐具吸拔有关穴位，在穴位上产生温热刺激，这种适度的良性刺激可以疏通经络，宣通气血，协调脏腑功能，促进机体功能恢复，使疾病逐渐痊愈。

拔罐疗法主要适用于病程较短，病情较轻的 1 型糖尿病患者，对降低空腹血糖有明显效果。配合饮食疗法和运动疗法，则效果更佳。

◆ 单纯拔罐法（一）

【穴位选配】肺俞、脾俞、三焦俞、肾俞、足三里、三阴交、太溪。

【拔罐方法】采用闪火法将罐吸拔在穴位上，留罐 10 分钟，每日 1 次。

◆ 单纯拔罐法（二）

【穴位选配】肾俞、肺俞、胃俞、大肠俞、阳池。

【拔罐方法】用闪火法将罐吸拔在穴位上，留罐 15 ~ 20 分钟。每次选一侧穴，每日 1 次，10 次为 1 疗程。

【拔罐时的注意事项】

（1）千万不要将皮肤烫伤或弄破损，以免发生感染。

（2）糖尿病患者忌皮肤感染，当糖尿病合并高热、血小板减少、血友病、身体衰竭、白血病、全身性水肿、肺结核、皮肤病、过度疲劳、过饥过饱时以及孕妇的腰骶部和腹部等应禁止使用拔罐疗法。

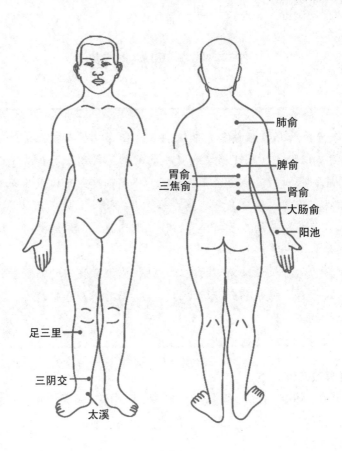

胃俞
三焦俞

肺俞
脾俞
肾俞
大肠俞
阳池

足三里
三阴交
太溪

拔罐穴位

（3）在进行拔罐治疗时要注意仔细观察糖尿病患者的反应，发现异常情况要随时处理。

（4）如果患者感觉拔罐的部位出现发热、发酸、发紧，或有凉气外出，温暖舒适则为正常得气现象。

（5）如果出现头晕、恶心、面色苍白，甚者四肢厥冷、脉细数等情况时，要立即取下罐具，让患者去枕平卧，一般静卧片刻即可好转，重者可吸氧。

第三节　刮痧疗法

刮痧可通过经络腧穴刺激血管，使人体周身气血迅速得以畅通，病变器官和受损伤的细胞得到营养和氧气的补充，气血周流，通达五脏六腑，平衡阴阳，可以产生正本清源、恢复人体自身愈病能力的作用。此外，刮痧可以促进正常免疫细胞的生长、发育，提高其活性，对消除疲劳、增强体力有一定作用。

刮痧为治疗轻症糖尿病的辅助方法，需配合适当的药物治疗同时进行。糖尿病患者抵抗力较差，治疗时应严格消毒，防止感染。

【有效穴位】

大椎、肺俞、肝俞、脾俞、肾俞、命门、中脘、关元、曲池、太渊、鱼际、合谷、足三里、三阴交、内庭、太溪、太冲。

【刮拭方法】

（1）俯卧位，刮拭背部大椎、肺俞、肝俞、脾俞、肾俞、命门，以出痧为度。

（2）仰卧位，由中脘穴刮至关元穴，以出痧为度。

（3）选择刮板的一角，用刮板按合谷、曲池穴，做柔和的旋转动作30次。

（4）用长刮法刮拭太渊、鱼际，以出痧为度。

（5）选择刮板的一角，刮拭足三里、三阴交、内庭、太溪、太冲，以出痧为度。

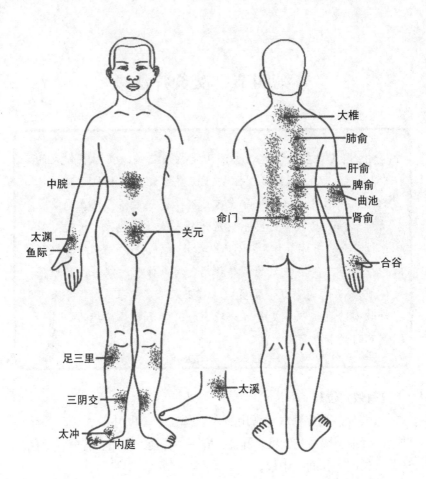

刮痧穴位

第四节　艾灸疗法

所谓艾灸疗法（也叫灸法）是指用艾绒或艾炷在体表的某些穴位上烧灼、温熨，使得艾火的温和热力及药物的作用，通过经络的传导在人体产生温经散寒、活血通络、消瘀散结的功效。艾灸能明显升高人体红细胞、白细胞。对血糖、血钙有调节作用，对人体心血管、消化、呼吸、神经、内分泌等系统有良好的调整作用。对人体有防病保健及增强体质、延年益寿作用。艾灸疗法可用来治疗糖尿病。近年来，动物实验也证明，艾灸可降低血糖，是治疗糖尿病的一种切实可行的有效自然疗法。

【有效穴位】

艾灸疗法治疗糖尿病常用的穴位有：足三里、中脘、气海、关元、肺俞、肾俞、膈俞、大椎、肝俞、脊中、肾俞、命门、脾俞、身柱、华盖、梁门、行间、中极。

上消证，加灸内关、鱼际、少府穴；中消证，加灸脾俞、大都穴；下消证，加灸涌泉、然谷穴。

【艾灸方法】

艾炷直径为 1.3 ~ 1.5 厘米，高 1.8 ~ 2.5 厘米，重约 0.6 克，鲜姜片直径 2 厘米，厚 3 ~ 4 毫米，以上述主穴轮流进行隔姜灸。每次应用一组主穴，配穴随症加减。每穴灸 10 ~ 15 壮，隔日灸 1 次，15 次为 1 个疗程，一般连用两个疗程。

第五节　足浴疗法

足浴是指每晚临睡前坚持用热温水泡脚，是一种简单易行的健身方法。足浴对防治糖尿病足有非常重要的意义。经常进行足浴治疗能使足部温度升高，促进局部毛细血管扩张，减少酸性代谢产物在足部的积累，加速血液循环，预防和消除足部酸痛和肿胀，消除疲劳。同时可以对四肢末梢神经系统产生一种良性、温和的刺激，有利于防治肢端末梢神经病变。另外，在足底部有个重要的保健穴位叫涌泉穴；在足内侧，内踝后方有个穴位叫太溪穴；在足内侧缘，足舟骨粗隆下方赤白肉交际处有一个穴位叫然谷穴。在进行足浴的同时，注意按摩这三个穴位，对于强壮身体、降低血糖有重要作用。

一、足浴降糖机理

人体经络学认为，人的五脏六腑在脚上都有相应的投影，脚上的几十个穴位都与五脏六腑有着密切的关系。用热水洗脚可使脚上的这些穴位受到刺激，从而起到类似针灸的作用，可促进气血运行，颐养身心，祛病强体。

在民间也流传着"春天洗脚，升阳固脱；夏天洗脚，暑湿可祛；秋天洗脚，肺润肠濡；冬天洗脚，丹温灼寒"和"晨间三百步，睡前一盆汤"（指在睡前用热水洗脚）的谚语。

泡足疗法就是用 60℃ 左右的热水或同温度的中草药汤液浸浴双脚，以达到祛病健身、颐养天年的目的。实践表明，泡足疗法可防治感冒、过敏性哮喘、神经衰弱、高血压、糖尿病、胃肠病、更年期综合征、风湿性关节炎、静脉炎、脉管炎、坐骨神经痛、耳鸣、目疾等病。尤其是对中老年人的动脉硬化、血脂增高、血管病变、末梢循环障碍、末梢神经感觉迟钝、抵抗力下降等有较好辅助疗效。因此，每次足浴以恒温水浸没足踝之上，浸浴时间需 20 ～ 30 分钟，期间应频频加兑热水以保持温度。需要特别注意的是，必须持之以恒、坚持不辍，唯此方能产生预期效果。

二、足浴降糖验方

◆ 黄芪党参水

【材料】黄芪 45 克，党参、苍术、山药、玄参、麦冬、五味子、生地黄、熟地黄、牡蛎各 15 克。

【做法】将上药加清水 2000 毫升，煎至水剩 1500 毫升时，滤出药液，倒入脚盆中。

【用法】先熏蒸，待温度适宜时泡洗双脚。每晚临睡前泡洗 1 次，每次 40 分钟，20 天为 1 个疗程。

【功效】适用于气阴两虚型糖尿病，症见多饮、多尿、乏力、消瘦、抵抗力弱、易患外感、舌质暗淡、脉细弱。

◆ 黄芪伸筋草水

【材料】黄芪 30 克，鸡血藤、威灵仙、伸筋草各 25 克，当归、白芍、独活、桑寄生各 20 克，红花、牛膝、桂枝、木瓜各 15 克。

【做法】将诸药加清水适量，浸泡 10 分钟后，水煎取汁 3000 毫升，放入脚盆中。

【用法】 先熏患肢，待温度适宜时洗浴患处，并同时用柔软的纱布蘸药液自上而下外洗并按摩患处。

每日 2 次，每次 1 小时，每剂药用 2 天，7 剂为 1 个疗程，连续 2 个疗程。

【功效】 本方补益气血，滋养肝肾，祛风除湿，通络止痛。适用于糖尿病足部感染。

◆ 蛇床子汤

【材料】 蛇床子 50 克，苦参，龙胆草各 40 克，猪胆 2 枚，白矾 20 克。

【做法】 将上述材料加入适量清水浸泡 5 ~ 10 分钟，水煎取汁。再加 2 枚猪胆的胆汁拌匀。

【用法】 先熏蒸患处，待药液温度适宜时再进行足浴。每日 2 次，每剂用 2 天。

【功效】 对于糖尿病性外阴瘙痒有一定效果。

◆ 桂枝丹参水

【材料】 桂枝 50 克，制附片 50 克，丹参 50 克，忍冬藤 50 克，生黄芪 60 克，乳香 20 克，没药 20 克。

【做法】 将上药加清水适量，煎煮 30 分钟，去渣取汁，与 2000 毫升开水一起倒入盆中。

【用法】 先熏蒸，待温度适宜时泡洗双脚。每日 1 次，每次熏泡 40 分钟，30 天为 1 个疗程。

【功效】 本方温阳通络，活血化瘀，发表散寒，止痛生肌。适用于糖尿病出现趾端坏死症状者。

◆ 苦参蛇床子水

【材料】苦参、蛇床子、白鲜皮、枯矾、金银花、土茯苓各 30 克，川椒、苍术、黄精、花粉、防风各 15 克，红紫草、苏叶各 10 克。

【做法】将诸药加清水适量，浸泡 10 分钟后，水煎取汁，放入浴盆中。

【用法】趁热先熏会阴部，待温度适宜时足浴。每日 2 次，每次 40 分钟，每日 1 剂，连续 10 天为 1 个疗程。

【功效】本方祛风止痒。适用于糖尿病性外阴瘙痒者。

◆ 元胡川芎汤

【材料】元胡 25 克，川芎 20 克，桃仁、甘草各 10 克。

【做法】将上述材料择净，研磨成末，放入足浴盆中，用沸水冲开。

【用法】先熏蒸，待温度适宜后足浴。每日 2 次，每次 15 ~ 30 分钟。

【功效】通络止痛，温阳活血，对于糖尿病末梢神经炎有一定的改善效果。

三、足浴的注意事项

（1）水温不要超过 40℃。糖尿病患者由于末梢神经病变温度感知力下降，水温过高容易出现烫伤现象。

（2）泡脚时间每次不要超过 20 分钟。糖尿病患者皮肤脆性较大，长时间热水浸泡后容易脱皮，易引发皮肤感染。

（3）有伤不要泡脚。糖尿病患者脚部皮肤出现外伤、破裂时不要泡脚，否则也易导致皮肤感染而发生严重的后果。

（4）不要使用机械按摩。不要使用电子泡脚盆的按摩功能，以免齿轮类的按摩器具损伤患者的皮肤。

（5）用中药泡脚时不要用铝质等金属盆，因金属盆中的化学成分不稳定，容易与中药中的鞣酸发生反应，生成有害物质。

第八章
其他疗法

第一节　起居疗法

起居疗法，是指通过合理的、科学的生活方式来达到促进人体健康、治疗疾病的目的。糖尿病的发生、发展及愈后转归与生活密切相关。因此，糖尿病患者的起居疗法在其康复过程中占有非常重要的地位，应引起高度重视。

一、环境

居室环境包括 3 个方面的内容：

首先是居室空间。居室应尽量宽敞舒适，即使条件有限，居室狭小，也应做到整洁宁静、光线充足、通风良好。

其次，是居室四周墙壁色彩。有学者对此进行过专门研究，认为糖尿病患者工作、生活、治疗的周围环境色彩以淡绿色为宜，以淡米色最为理想，可使患者心情安定，感到亲切温暖。但不宜用红色、黄色。这种色彩可使患者产生急躁心理。

第三，是家庭成员之间、夫妻之间要互相体贴、关照，努力营造一个充满亲情与关爱的居住生活环境，有利于患者康复。

二、睡眠

中医古典医籍《黄帝内经》说："阳气尽阴气盛则寐；阴气尽而阳气盛则寤。"就是说，随着人体阴阳消长的变化，阳消阴长时则眼闭欲寐；阴消阳长时则眼睁欲寤。睡眠应安排在每天相对固定的时间里，一般情况下，糖尿病患者不宜在夜间进行工作，晚间就寝不要太迟，以21时前就寝为好，白天午间再睡1小时左右。但上述时间不是绝对的，应根据糖尿病患者的体质和特点所决定。总的原则是以睡眠充足而不过分为适宜。

要想有一个好的睡眠，就必须有一个适于就寝的环境，以房间内不安装空调设备为宜。这是因为用空调后室内空气湿度会发生改变，糖尿病患者会因此感到口渴不适、头昏眩晕、神倦乏力。

床铺的摆设以南北方向为好。睡眠时要避免受寒，忌卧处当风，但又要注意紧闭门窗会使空气浑浊，这对人体健康不利。糖尿病患者可使用药物保健枕头，这是因为在枕头内放入适量天然药物会有一定的保健治疗作用。

睡眠差的糖尿病患者要注意睡前调理。就寝之前要使卧室内尽量保持安静，室内光线宜暗淡。晚餐和睡眠之间应间隔一段时间。晚上进食、喝水都不要太多，因为胃中饱胀容易使睡眠不安。睡眠前不要多说话，更不要与家人发生争议、恼怒、思虑、悲愤、大喜等情志或唱歌跳舞等行为都会影响入睡。就寝前可缓慢散步片刻，或做叩齿、咽唾等集中意念的动作，使情绪平和，身心放松，这样均有利于入睡。睡前还可用温水洗足，推拿足心涌泉穴。睡眠差的患者往往在临睡前有紧张的心理，害怕晚上又不能入睡。对于有这样心理的患者，更应在心理上加以放松，甚至可抱持"今晚就是通宵睡不着也无妨"的念头，或许反而会有良好的睡眠。

三、情绪

避免劳累和情感应激反应。发生在中、老年人的 2 型糖尿病是一种虚损性疾病，患者体质下降。在日常生活工作中千万要注意避免劳累，避免晚上开夜车、加班加点工作。

2 型糖尿病又是一种与应激相关的躯体疾病，其发生、发展及转归与情感应激反应有密切关系。

糖尿病患者在日常生活中要力戒不良情感应激反应，忌大悲、大喜，更不能恼怒、发脾气。生活中遇到不顺心的事，要克制自己，可采取听音乐、读书、吟诗、到郊外散步、外出旅游、与朋友谈心等方式加以排忧去烦，使心情平静，善待一切。以慈悲之心，容难容之事；以宰相之量，容天下万物。

四、排出毒素

体内毒素蓄积，引发许多慢性病变，使人体代谢所需要的各种生物酶的活性降低，是糖尿病患者病情进展其至恶化的重要原因。所以，对于糖尿病患者一定要定期排便，防止便秘。要做到定期排便，防止便秘，排出体内毒素，应采取以下有效措施：

（1）每天清晨喝两杯温开水。

（2）每周两天完全素食。

（3）每月饮用 3 ～ 5 次大黄水（即大黄 5 ～ 10 克加沸水 250 毫升泡制的水）。

（4）保持心情愉快，避免情绪压力。

（5）常吃 7 种排毒食品

①苹果：苹果中含有丰富的纤维素，能通畅大便，减少肠道废物和毒素积聚。

②海带：海带中含有丰富的海带胶质，能促使人体内放射性物质和毒素排出体外。

③黑木耳：黑木耳生长在背阴潮湿的环境中，含有丰富的膳食纤维，有良好的降脂之效，能清除血液中的热毒。

④蘑菇：蘑菇排泄毒素能力强，是净化血液的"高手"。

⑤绿豆：绿豆味甘性寒，有良好的解毒、降脂、通便之效，有解百毒之功。

⑥新鲜蔬菜：各种新鲜蔬菜中含有大量碱性成分，可溶解沉积在细胞中的毒素，使之随尿排出，是极佳的血液"净化剂"。

⑦茶叶：茶叶中含有丰富的生物活性物质——茶多酚，具有良好的降脂、降糖、解毒之功效。

五、戒烟、酒

对普通人尚且有一定害处的酒和烟，对糖尿病患者更是有害的。

饮少量的酒对糖尿病的病情一般不会出现不良影响，但是患者如果想饮酒，应该和医生商量后按医生要求饮用。内服降血糖药的患者饮酒有时会出现严重头晕现象。有的患者在饮酒精饮料后会出现低血糖症。有的患者由于很想饮酒，便将酒的热量计算出来，然后减少食物摄入量，这是不可取的。因为在饮酒前减少食物的摄取会造成低血糖症发病率的上升。大量饮酒还会造成糖尿病的控制紊乱，即使没有特殊的肝脏疾病的患者，大量饮酒也会出现葡萄糖的利用率下降。

对于糖尿病患者来说，香烟中的烟碱可以刺激肾上腺的分泌，使血糖升高。少量的烟碱有兴奋中枢神经系统的作用，大量的烟碱则可抑制或麻痹中枢神经，对糖尿病患者极为不利。吸烟可因刺激末梢血管的收缩而直接影响胰岛素的吸收。临床观察发现，1型糖尿病患者吸烟比不吸烟者要多注射 15% ~ 20% 的胰岛素才能有效，因此，糖尿病患者尤其是依赖胰岛素治疗的患者更应尽早戒烟。

第二节　心理疗法

心理疗法也叫精神疗法，即通过一定的方法和措施改变人的情绪和意志，以解脱不良情绪的痛苦。事实证明，疏泄法可使人从苦恼、郁结的消极心理中得以解脱，尽快地恢复心理平衡。当人们遇到这样或那样的精神创伤、长期不良情绪的刺激、挫折或打击后，不但会因为心理、生理反应促使心跳加快，血糖、血压升高，而且可诱发酮症酸中毒、高血压危象。

人们发现，凡是能够正确对待有关事物与善于排遣不愉快情绪的人，绝大多数都能保持身心健康而不生病。相反，总是积郁于怀或过分自我压抑的人，不但患糖尿病、冠心病、高血压、消化性溃疡等病的几率较高，而且患各类精神疾病的几率也高出普通人数倍。所以让人们将内心积郁的各种心理因素疏泄出来，是糖尿病患者维持血糖稳定的主要因素之一。

◆ 常用的办法

（1）**痛快地哭**：疏导情绪，无论痛苦或愤怒，痛快地哭可以将身体内部的压力释放，将身体压力产生的有害化学物质及时排出。生活中常见这样的事例，某人由于某事，过于痛苦，劝其大哭一场后，心理压力就会明显减轻。如痛痛快快地大哭一场让眼泪尽情地流出来，就会觉得舒服些。

(2) 坦白心事：一旦有了不良的情绪，可以向他人倾诉，也可以与自己最亲近或要好的朋友谈心，诉说委屈，发发牢骚，以消除心中的不平之气。遇到什么烦恼心事，可以坦白地跟人说，寻求解决方法，闷在心里是不能解决或消除苦恼的。其次，要及时宣泄。如心有不平之事，可及时向知心朋友倾诉，千万不要闷在心里，以致气郁成疾，血压升高。

(3) 用趣味性嗜好疏导情绪：看电影、看电视、读书、绘画、练书法、唱歌、跳舞都可以消除生活上的压力，促使人的情绪好转。雄壮的歌曲可以振奋精神，放声歌唱可以提高生活的乐趣。人在憋闷时，找个适当的场合大声喊叫，把心中郁积的"能量"释放出去，也能解除烦闷。

(4) 运动：散步或其他运动，无须走太久，每天 20 分钟，也能减去紧张情绪。剧烈的运动更是好的办法，人在情绪低落时，往往不爱运动，越不活动，情绪越低落，形成恶性循环。事实证明，情绪状态可以改变身体活动，身体活动也可以改变情绪状态。

(5) 远离不良环境、疏导情绪：各种情绪的产生都离不开环境。避免接触强烈的环境刺激，有时是必要的，但最好要学会情绪的积极转移，即通过自我疏导，主观上改变刺激的意义，从而变不良情绪为积极情绪。另一方面是从改变环境入手，如改变环境治疗、欢娱治疗，实际上都是通过具体环境的改变，减少环境对人体心理和生理上的不良刺激，形成积极的暗示作用，排除消极的不良影响，以达到治疗目的。如果你遇到烦恼、郁闷不解时，你可以试着改变目前所处的环境，此法对健康有明显的好处。

第三节 音乐疗法

人的大脑边缘系统和脑干网状结构的部位有调节内脏和躯体的功能，音乐对大脑的这些部位有直接影响。音乐不仅能够表达人的思想感情，陶冶人的情趣，还可丰富人们的精神生活。音乐的活动中枢在大脑皮质右侧颞叶，轻松、欢快的音乐能促使人体分泌一些有益于健康的激素、酶、乙酰胆碱等活性物质，从而调节血流量和兴奋神经细胞。音乐还可以改善人的神经系统、心血管系统、内分泌系统和消化系统的功能。

国外一项医学调查表明，听音乐能够起到降低血糖和肾上腺激素水平的作用。医学家让受试者听各种不同曲调和节奏的音乐，并分别进行了各种测试，结果发现，受试者在接受音乐疗法后空腹血糖和餐后 2 小时血糖均有所下降。

糖尿病的音乐保健必须根据不同的年龄、病情、情绪而有所选择。

（1）如果患者感到疲劳时，可听一些节奏鲜明、情绪奔放的幻想曲来帮助大脑得到休息，还能使大脑迅速恢复清新的感觉。

（2）如果糖尿病患者厌食，就餐时可播放一些形式简洁、细腻动听的即兴曲，这样既能使患者心平气和地进食，又能增进食欲，增加消化液的分泌，有利于消化。

（3）如果糖尿病患者精神不振或闷闷不乐时，可听一些速度较快、富有生气的诙谐曲，或节奏活泼、旋律流畅的圆舞曲，它能帮助患者从压抑的情绪中解脱出来。

（4）如果糖尿病患者未老先衰、感叹岁月不饶人时，可多听一些格调高雅、充满浪漫色彩的夜曲或旋律优美的船歌，可以使人感到心神爽朗，促进血脉畅通，洋溢青春活力。

（5）如果糖尿病并发高血压，则可每天听一听平静舒缓、朴实自然的牧歌，有助于血压下降并保持稳定。

第九章
预防与监测

第一节　糖尿病的三级预防

一、一级预防

糖尿病的一级预防是指对易患糖尿病的人群和已有糖尿病潜在表现的人群采取非药物或药物防治措施，通过改变和减少不利的环境和行为因素，以使这类人群不患糖尿病。

树立正确的饮食观和采取合理的生活方式，可以最大限度地减少糖尿病的发生率。糖尿病是一种非传染性疾病，虽有一定的遗传因素在起作用，但起关键作用的是后天性的生活因素和环境因素。过度摄入热量、营养过剩、肥胖、缺少运动等都是发病的重要原因，而这些原因是和人们的饮食观、生活方式息息相关的。热量摄入适当、低盐、低糖、低脂、高纤维、维生素充足，是最佳的饮食配伍。

对体重要进行定期监测，体重增加时应及时限制饮食，增加运动量，使其尽早回落至正常，不要等到体重明显增加时才采取措施。运动不但可以消耗多余的热量和维持肌肉量，而且能提高充实感，要养成终生习惯。杜绝和戒掉一切不良嗜好，要戒烟限酒。属于高危人群者，如双亲中有人患糖尿病，而本人又肥胖多食、血糖偏高、缺乏运动者，尤应注意预防。

二、二级预防

糖尿病的二级预防是指早期诊断出无症状的糖尿病及糖耐量减

低者，并进行早期干预、早期治疗，以严格控制血糖，防止并发症的发生；使糖耐量减低者的糖耐量转为正常，不发展为糖尿病。

二级预防的目的是保护血管，人的寿命是与血管同寿的。二级预防是降糖、降压、降脂、降体重，四降四达标。鸡尾酒疗法是二级预防的中心疗法，它提倡人到中年时，用些降脂药、抗凝剂（如阿司匹林肠溶片）、降压药。

二级预防的方法有：

（1）建立糖尿病流行调查防治网络，筛查 25 岁以上人群，早期发现糖尿病及糖耐量异常者。

（2）对确诊糖尿病者进行现代综合治疗。

（3）对糖耐量异常者进行干预治疗，使用目前已证实有效的饮食控制、运动疗法、口服阿卡波糖或二甲双胍，努力使这些人的糖耐量转为正常。

从理论上讲，一级预防所采取的任何措施都比二级预防更有效，但一级预防要实行相当长的时间才能见效，不是一蹴而就的。国内外一些最具科学性和权威性的临床试验显示：将血压、血脂和血糖控制在优良水平，将体重维持在正常范围并且努力避免诱发因素，如过分劳累、过分激动、各种感染等因素有十分重要的价值。甚至有人提出在糖耐量减退时就应该采取干预措施，这一思想的提出是糖尿病与合并疾病防治方面一个很大的进步。

三、三级预防

三级预防的目的是预防或延缓糖尿病慢性合并症的发生和发展，减少其伤残率和死亡率。由于糖尿病患者很容易并发其他慢性病，且易因并发症而危及生命，因此要对糖尿病慢性合并症加强监测，做到早期发现。早期预防是其要点，晚期疗效不佳。早期诊断和早期治疗常可预防并发症的发生，使患者能长期过上接近正常人的生活。

糖尿病患者应采取有效的措施来预防合并症的发生，预防措施有：

（1）与医护人员配合，积极治疗糖尿病，使血糖长期控制在正常或接近正常的水平。治疗糖尿病的方法主要有饮食疗法、运动疗法、药物疗法。具体治疗方案应根据病情而定，但是患者与医生密切配合十分重要。

（2）积极治疗高脂血症和高胆固醇血症。要长期坚持饮食疗法，少吃动物脂肪，限制富含胆固醇的食物，如动物内脏、鱼子、蛋黄等。必要时使用降胆固醇的药物。

（3）适当的运动对降低血糖、血脂，有效地控制体重，预防糖尿病合并症有较好的作用，因此需长期坚持锻炼。有严重心、肾等并发症者，其活动量应根据具体情况而定。

（4）调整体重。人们常说"裤带越长，寿命越短"，肥胖是长寿之敌，是多种疾病的温床，肥胖与动脉硬化的发生、进展有密切关系，肥胖型糖尿病患者对胰岛素不敏感。因此，有效地调整体重使之接近标准体重，对良好控制血糖、预防糖尿病血管病变有着十分重要的意义。

（5）伴有高血压时，应加服降血压药，有效控制血压。

（6）不吸烟、不饮酒。

（7）建立正确、有规律的糖尿病饮食。

（8）定期进行眼底、心电图、肾脏及神经系统检查，争取早期发现并发症，早期治疗。

第二节　自我监测

一、自我监测的时间

　　自我监测不同的糖尿病患者根据病情的变化可有多种的时间选择，一般采用以下几个时间点：①晨起空腹。②三餐前。③三餐后2小时（从进食第一口开始计时）。④午夜2点或3点。

　　有时候会遇到一些特殊情况，如有无力、眩晕、出汗等症状，怀疑自己是否有低血糖，那就不要局限于以上的时间点，应立刻进行血糖的检测。

二、患者的自我监测

　　糖尿病患者的自我监测是调整治疗方案的依据，是一种自我管理的手段。糖尿病患者要提高生活质量，有效地控制病情，就必须学会自我监测。注意定期检查如下项目：

　　(1) 眼科检查：至少每半年至1年检查1次。及时发现眼底出血、视网膜脱离、白内障、玻璃体病变等眼部疾患的发生。

　　(2) 肝功能检查：至少每半年查1次，判断有无肝功能损害，并且作为选择降糖药物时的参考依据。

　　(3) 肾功能、尿常规、尿微量白蛋白排泄率检查：至少每半年或1年查1次，以判断有无糖尿病肾病。尿微量白蛋白排泄率是目前用来反映糖尿病患者肾脏病变的最好指标。

(4) **神经科检查**：至少每半年至1年检查1次，以判断有无糖尿病神经病变。

(5) **尿酮体检查**：正常时尿酮体为阴性。在糖尿病酮症酸中毒时常为强阳性。在一些应激情况下，如感染、发热、呕吐等时应该做此项检查，以监测糖尿病酮症酸中毒的发生。

(6) **糖化血红蛋白 A1(GHbA1)测定**：至少应每3个月检查1次，它反映近3个月的平均血糖水平。正常值为8%～10%。测定糖化血红蛋白 A1 可反映取血前4～12周血糖的总水平，以弥补查空腹血糖只反映瞬时血糖之不足，成为监测糖尿病控制情况的指标之一。

(7) **监测血糖**：血糖升高是目前诊断糖尿病的主要依据。血糖测定又是判断糖尿病病情和控制情况的主要指标。糖尿病诊断时用空腹静脉血浆测定，正常范围是3.9～5.6毫摩尔／升（70～100毫克／分升）。空腹血浆葡萄糖大于或等于7.0毫摩尔／升（126/分升）即为糖尿病（需另一天再次证实）。自我监测血糖就是为了有效地控制血糖水平，防止并发症发生，不断地调整治疗方案，使患者延年益寿。袖珍血糖仪测定血糖是一种简便、快速、准确、可靠、容易掌握的一种血糖检测方法。只要在指尖采一滴血，置于特殊的试纸上，插入血糖仪的试纸孔中，大约用1分钟时间就能测出血糖值。经常进行自我血糖监测的糖尿病患者的血糖控制要比未进行血糖自我监测者好得多。家庭自我血糖监测也是近几十年来糖尿病治疗上最重要的进展之一。

(8) **尿糖测定**：尿糖测定简单易行，但受肾糖阈的影响，准确性较差。注意不要使用过期的试纸。现在大多是直接应用尿糖试纸进行检测。使用时只需将试纸涂有药液的一端浸入尿液中，经过一定时间后取出，与试纸瓶中附有的标准颜色对比即知为几个"+"号。

(9) **糖尿病病情的自我判断**：糖尿病患者在漫长的与疾病作斗争的过程中，要熟知糖尿病的病因及临床表现，知道糖尿病血管并发症的危害，熟悉糖尿病的基本饮食原则和运动疗法的作用、适应证、禁忌证、运动项目的选择及运动时的注意事项，常用降血糖药物的作用机制及服用方法。掌握血糖自我监测技术。熟悉酮症酸中毒的诱因及症状，低血糖的症状、危险及自我救助，病情恶化时的急救联系及应急措施。对自己的病情做到心中有数，对自己的生活、工作做到合理安排，控制好血糖、尿糖，严密监测并积极预防糖尿病各种并发症的发生，使自己真正关注自身健康，成为自己生命健康的保护神。

第三节　血糖监测的注意事项

糖尿病患者监测血糖主要是看治疗效果，所以测血糖时的饮食、运动、用药及生活中的各种情况应尽量与平时一致。

◆ 测空腹血糖

测空腹血糖应在早餐 6 ~ 7 点，未用降糖药之前。如果患者上午 9 点至 10 点钟左右到医院检测，即使还未进餐，所测得的血糖也不能反映真实情况。因为前一天晚上用的降糖药物此时已经失去作用，加之未进餐，肝糖原分解，所测得的血糖常较高。

◆ 监测餐后血糖

监测餐后血糖时，三餐后都要测。因为每餐后的血糖变化都不一样，某餐后的血糖不能代表其他餐后血糖。

◆ 出现低血糖时

如果出现低血糖反应，应尽快测血糖，最好在 10 分钟之内。因为当出现低血糖后，体内的很多升糖激素会马上分泌，10 分钟左右血糖就会升高（苏木杰现象），而且会大大高出平时的血糖水平。所以当怀疑有低血糖时要马上测血糖，如果测得晚了，血糖正常或升高都不能明确是低血糖后的高血糖反应还是本来就没有发生低血糖。